ナイチンゲール生誕200年記念出版

ナイチンゲールの越境 2

ナイ[illegible]は
なぜ「換気」にこだわったのか

―「感染症」

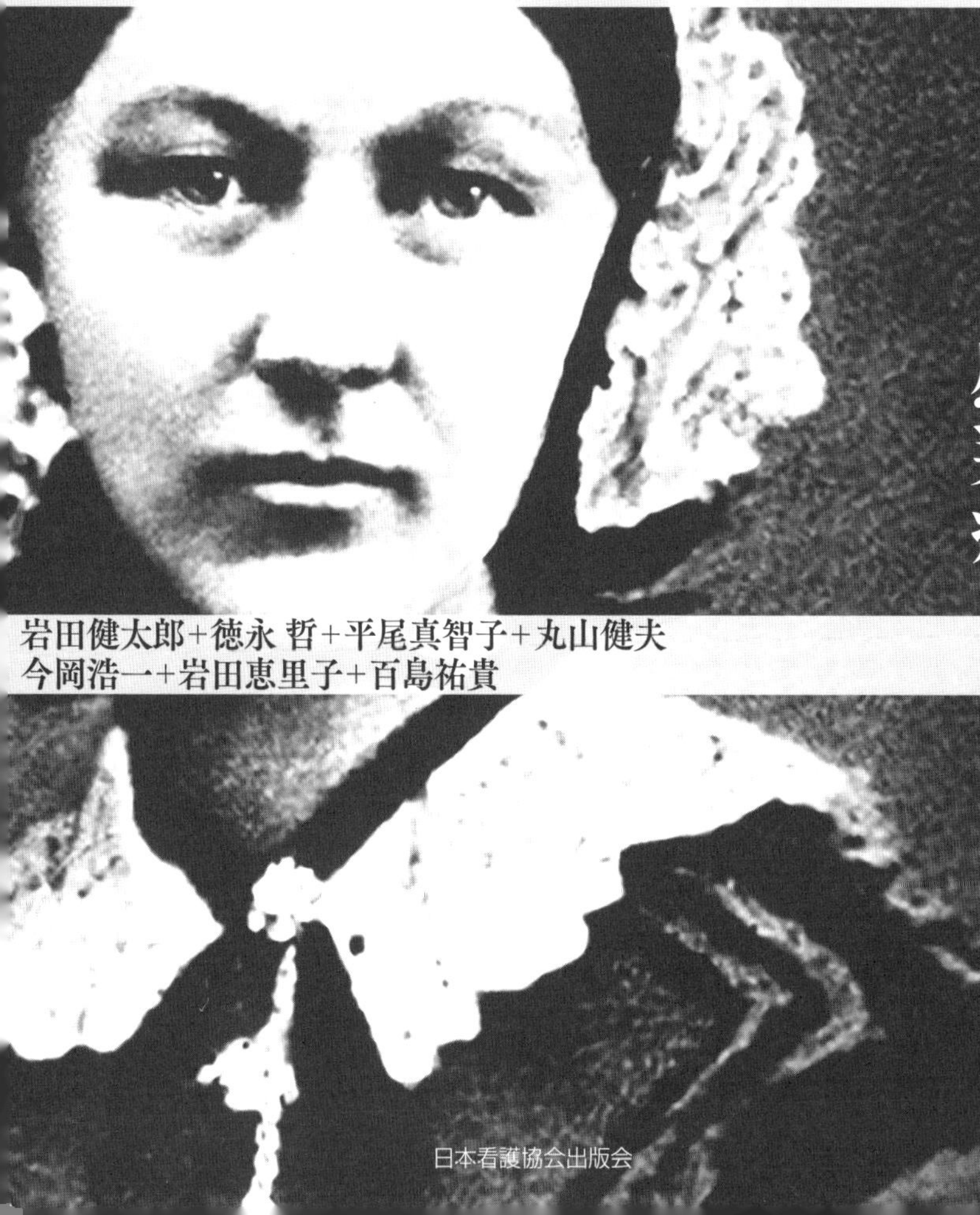

岩田健太郎＋徳永 哲＋平尾真智子＋丸山健夫
今岡浩一＋岩田恵里子＋百島祐貴

日本看護協会出版会

二〇一九年一一月に中国の武漢市で確認された新型コロナウイルス関連肺炎は、まず中国国内に広がり、その後、急速に他国に感染が拡大し、あっという間にパンデミックを引き起こしました。感染対策として、三密（密集、密接、密閉）の回避とソーシャルディスタンスが有効とされ、またマスクの着用、手洗い・消毒の励行とともに、「換気」の重要性がクローズアップされています。

ところで、ナイチンゲールといえば「換気」を連想する人も多いのではないでしょうか。彼女は多くの著書の中で、「新鮮な空気」がいかに健康を保つために必要か、「汚れた空気」がいかに病気を引き起こす原因となるかを繰り返し伝えています。

全世界がコロナ禍に見舞われた二〇二〇年は、奇しくもナイチンゲール生誕二〇〇年の年。「ほら、私が言ったとおり、換気は重要だったでしょ」というナイチンゲールの声が聞こえてくるような気がしませんか。彼女の先見の明に驚くばかりです。

（編集部）

目次

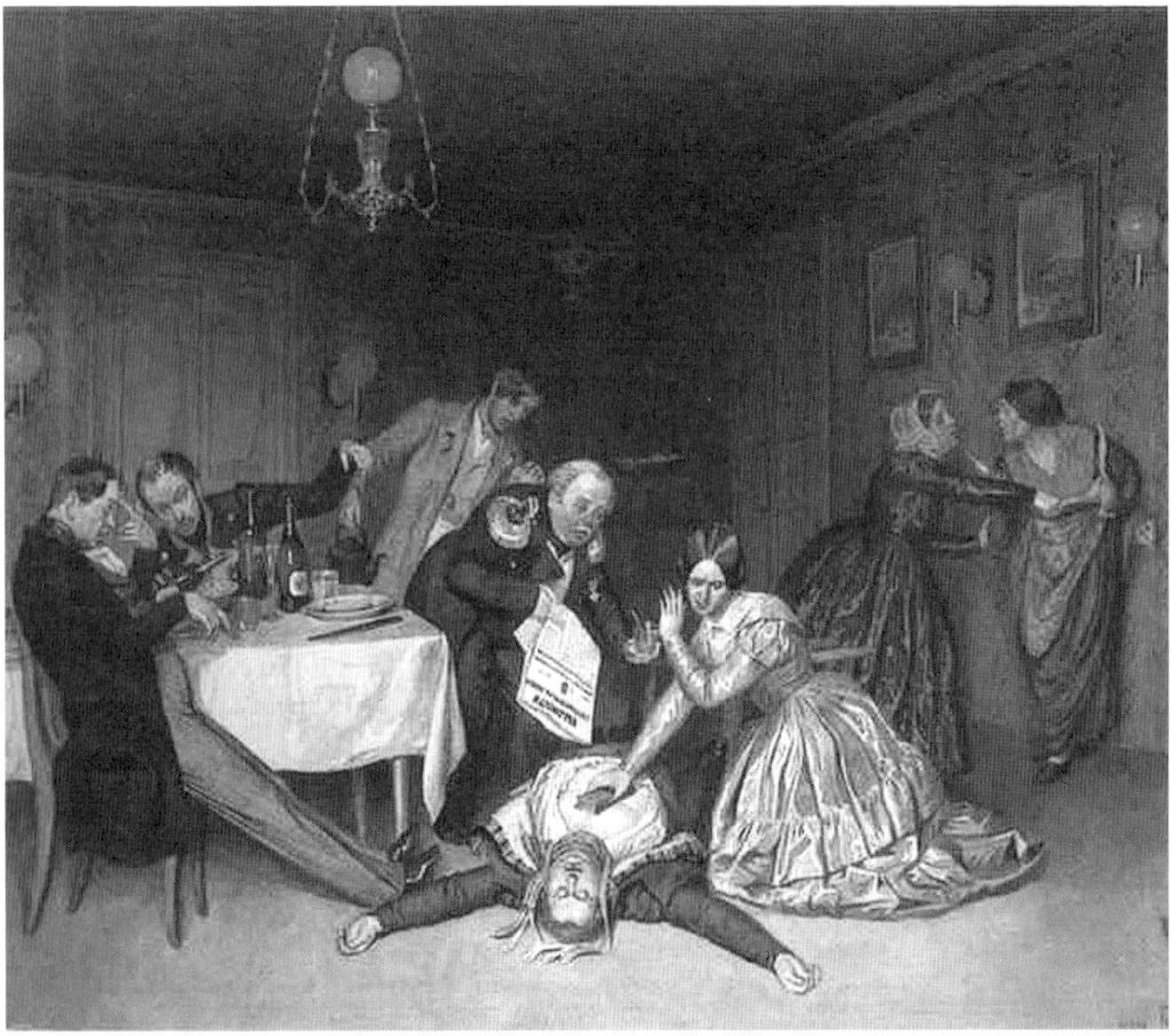

Pavel Fedotov: "It is Cholera to Blame". (The Russian Museum / Public domain)

感染症医が読む『病院覚え書き』
――細かく間違えるより、ざっくり正しく

岩田 健太郎

岩田 健太郎 いわた・けんたろう

神戸大学大学院医学研究科・微生物感染症学講座感染治療学分野 教授

神戸大学医学部附属病院感染症内科 診療部長・教授

一九七一年、島根県生まれ。島根医科大学（現 島根大学医学部）卒業。沖縄県立中部病院、ニューヨーク市セントルークス・ルーズベルト病院、同市ベスイスラエル・メディカルセンターに勤務。二〇〇三年に中国に渡り、ＳＡＲＳ流行時の北京でクリニック医師を務め、アフリカではエボラ出血熱の臨床を経験する。帰国後は、亀田総合病院で感染症科部長、同総合診療・感染症科部長を歴任。二〇〇八年より現職。日本感染症学会感染症専門医・指導医、米国感染症専門医など。著書多数。近著に『新型コロナウイルスの真実』（ＫＫベストセラーズ）、『感染症は実在しない』（集英社インターナショナル）など。

病院が病人に害を与えている!?

フローレンス・ナイチンゲールが『病院覚え書き』(Notes on Hospitals) を著したのは一八五九年のことである。「感染症医として、本書について述べてほしい」という編集部の依頼を受け、私は第三版（一八六三年）を読んでみた。

実に興味深い。

冒頭。いきなり、「病院がそなえているべき第一の必要条件は、病院は病人に害を与えないことである」とある。そして、こう続く。「とここに明言すると、それは奇妙な原則であると思われるかもしれない」と。

ナイチンゲールは「病院は病人に害を与えないこと」が第一の原則であると考えていた。そのことは、取りも直さず彼女が「病院が病人に害を与えている」と考えていたことを意味している。そして、彼女はまた、世間はそれを「奇妙」に思うであろうと考えた。世間は「病院が病人に害を与え」るわけがないと考えていたのだ。ナイチンゲールと（当時の）世間一般の認識にはギャップがある。ナイチンゲールはだからこそ、冒頭にこの文句をもってきたのである。

では、現代の我々はナイチンゲールの言葉をどう思うだろうか。一般の方々が病院に入院するとき、彼らはこう考える。「退院するときは、入院したときよりもずっと元気になっているだろう」と。「入院するとさらにひどい病気にかかるだろう」とは夢にも思っていないだろう（思っていれば、入院するまい）。しかし、我々医療者は知っている。「入院するとさらにひどい病気にかかる患者」など、少しも珍しくはないことを。それも、原疾患の増悪とは限らないことを。「病院が病人に害を与える」ことなど、ざらにあることを。

アメリカ医学研究所（ＩＯＭ）が、アメリカでは毎年最大で一〇万人近くの患者が医療行為を原因に死亡していると発表したのはセンセーショナルであった。[1] 交通事故で四万人弱が毎年亡くなるアメリカで、これは驚異的な数字である。[2] 翻って、日本では何人の命が医療行為のために失われているのであろうか。確たるデータは存在しないが、おそらくは年間、万の単位を下回らないであろう。

一般の方々は「病院に入院して自分の容態が悪くなる」とは思っていない。悪くなってもよい、とも思わないだろう。病院が原因で病気になったり、死亡することも許容しないはずだ。我々医療者の多くがそれを「仕方ないこと」と肩をすくめ、「業界内の常識を知らない奴らは、これだから困る」と言わんばかりの目つきでサラリとこの現象を流してしまうのとは、実に対照的だ。

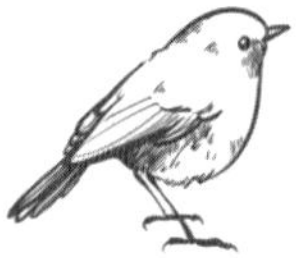

現状打開能力に長けたナイチンゲール

ナイチンゲールは、流さなかった。彼女の医療界、看護界への貢献は数多い。その貢献の源となった多彩な能力がナイチンゲールにはある。しかし、私が思うに、ナイチンゲールのもつ最大の能力、最高の武器は、「現実がこうだ」という説明に満足しない態度である。

世の中には二種類の知性がある。「現状説明能力」と「現状打開能力」である。前者は官僚に多いタイプで、業界のことにやたら詳しい。一種の、「業界ズレ」した業界オタクである。後者は業界の現状説明能力は必ずしも高くはない。業界の現状説明に興味もない。しかし、現状の問題を認識することはできる。あるべき（そして、現在は存在しない）未来のビジョンを描くこともできる。ビジョンから逆立ちして、現状とのギャップ、克服すべき障壁を認識することもできる。現状説明能力の高い人物にとって、障壁は「できない理由」である。彼らはこれを「できない理由」にし、現状維持の言い訳にする。現状打開能力の高い人にとって、障壁は「克服すべきハードル」にすぎない。彼らにとってハードルは「どうやったら乗り越えられるか」を観点に論ずるものであり、当然そこで立ち止まる理由にする気などサラサラない。

ナイチンゲールはもちろん後者であった。当時の病院・医療関係者はたくさんの言い訳、「できない理由」をもっていたであろう。いわく、カネがない。いわく、土地がない。いわく、

「病院が不衛生なのは当たり前だ。戦場であればなおさらそうだ」。いわく、「この業界はそもそもそういうものなのだ」と。業界ズレした業界オタクは、あたかもそれが知性の証明であるかのような錯覚に陥りつつ、得々としてそのように上から目線で説明するのである。

ナイチンゲールは「現状説明」には満足しない。理想を追求する人物であった。では、病院・医療における「理想」とは何か。それは現状の問題点を理解することから導き出せる。「現状の問題点を理解すること」は「現状説明」とは異なる。病院がどこにいくつある、何人が入院し、何人が退院し、何人が死亡し、……といった情報の集積こそが「現状説明」である。しかし、表層的な情報をいくら集めても「物知り」にしかなれない。大事なのは「なぜ、現状がそうなのか」という説明である。そのために必要なのが帰納法[★1]だ。ナイチンゲールは観察した。イギリスの病院における死亡率がそのセッティングによって大きく異なることを。当時、ロンドンの病院における死亡率は九〇パーセントを超えていた。地方都市のそれが五〇パーセント以下であったというのに。

「なぜ」病院によって死亡率の違いが生じるか——の答えを求めて

観察データを大別すると二種類ある。一般解と例外事項だ。これは、一般診療、一般看護で「実習」を行うときに意識すべき分類である。我々は患者にケアを提供する。そのとき目の前にある諸々の情報は、「他の患者にもアプライできる一般事項」なのか、「この患者に特有な個別の事象」なのか。一般化可能な事項については、他の患者にも適応させればよろしい。「この」患者個別の事項は、その患者にしか当てはめられない。どちらが大事というわけではない。しかし、両者を混同し、あるいは逆に取り扱えば、ケアは必ず失敗する。

ナイチンゲールは考えた。「なぜ」病院によってこれだけ多くの死亡率の違いが生じるのかと。この「なぜ」の問いを問える人こそが、現状を打開する人である。はたしてそこに一般解はあるだろうか？

表層的な理解では失敗する。最も表層的な理解は、「病院では死亡率が高い。だから病人は家で手当てを受けたほうがよい」である。我々には、現在いうところの「バイアス」の入り込む余地もたくさんある。もともと死亡率が高い患者を入院させている病院であれば、死者が多いのも当然だ。治りそうな患者しか診ない、重症患者を断る病院であれば死亡率は低くなろう。これがバイアスである。

ナイチンゲールはこのようなバイアスの存在可能性も無視をせず、自分の仮説――「病院の衛生状態を改善させれば、患者の死亡率は低下する」――を証明しようとする。その証明根拠は、パソコンと統計ソフトで大量のデータを用いた多変量解析が可能になった二一世紀の目から見れば、それほど洗練されたものではないかもしれない。しかし、ナイチンゲール

★1　具体的な様々な事実や事例から、それらに共通する一般論や普遍的な法則を見つけ、結論につなげる論理的推論方法。

はデータを詳細に観察し、そして仮説を生成し、さらにその仮説の妥当性を真摯に検証した。こちらは帰納法の逆の脳の働き、演繹法[★2]の営為である。帰納法と演繹法、両者を駆使して詳細に事象を検証し、ナイチンゲールは自説である「病院の衛生状態がよくなれば、患者の死亡率は低下する」の正しさを導き出す。

ナイチンゲールの時代の感染症学

ロベルト・コッホが炭疽菌を用いて感染症が感染症であることを証明したのは一八七六年。それよりずっと前に、ナイチンゲールは「接触伝染」によって疾病が伝播し、衛生状態の改善によってこれを防止することができることに気づいていた。「ある種の微生物の存在が仮定されている」ことを看破していた[▼3]。

イグナツ・ゼンメルワイスが、手指消毒によって感染症の伝播が防げると主張したのが一八六〇年代である。しかし、当時の学術界は、ゼンメルワイスの主張を「トンデモ」と全否定した。同時代に「病院の衛生状態を改善させ、病院内死亡率を下げよ」と主張したナイチンゲールの思想が、いかに未来に向かっていたかがよくわかる。

もちろん、ナイチンゲールの感染症の理解は、現代の目から見ると曖昧だ。「人間が呼吸して空気が汚れると感染が起こる」とナイチンゲールは考えた[▼4]。マラリアとはイタリア語で「悪い空気」の意味であり、当時は空気の良し悪しが感染症の発生を決定すると考えられていた。ナイチンゲールの衛生、不衛生の観念は多分に視覚的であり、嗅覚的である。すなわち、見た目に美しく、悪臭が漂わないことこそが大切だという素朴な清潔感である。現代の目から見れば、この考えは必ずしも正しくはない。「見た目のきれいさ」と医学的「清潔」は意味が異なる。微生物は目に見えず、微生物は無臭なのだから（臭うのは微生物が起こした化学反応＝発酵による産物にすぎない）。

私が沖縄県立中部病院の研修医であった一九九〇年代。当時の病院は改築された現在のそれとは異なり、古く薄汚れた病院であった。お世辞にも「きれいな病院」ではなかった。し

★2 一般的かつ普遍的な事実（ルール・セオリー）を前提として、そこから結論を導き出す方法。

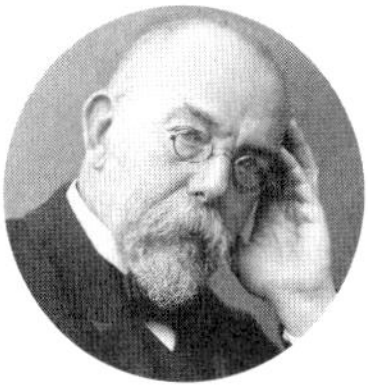

ロベルト・コッホ
Robert Koch, 1843-1910

ドイツの医師、細菌学者。炭疽菌、結核菌、コレラ菌を発見。純粋培養や染色の方法など細菌培養法の基礎を確立した。また感染症の病原性確認のための基本指針「コッホの原則」を提唱し、ルイ・パスツールとともに近代細菌学の開祖とされる。

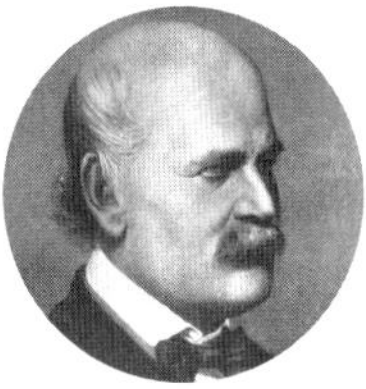

イグナツ・ゼンメルワイス
Ignaz Philipp Semmelweis, 1818-1865

ハンガリー人の医師。ウィーン産科病院の産婦人科部長だったとき、産褥熱、今日でいう接触感染の可能性に気づき、その予防法として医療従事者にカルキを使用した手洗いを提唱したが、存命中はその方法論が理解されず不遇な人生を終えた。消毒法および院内感染予防の先駆者とされ、「感染制御の父」と呼ばれている。89ページも参照。

かし、感染症医の遠藤和郎先生（故人）は、「見た目に汚くても、この病院はきれいなんだよ」と私に説明した。感染経路がきちんと遮断されていること。感染症が伝播する条件が除去されていること。それこそが「きれいな病院」の条件である。「見た目の美しさに惑わされてはならない」は、感染症領域においても、人生のあらゆる他の領域においても通用する一種の一般解だ。

細かく間違えるより、大雑把に正しく

とはいえ、微生物学の夜明け前であった当時を思えば、彼女が目指したもの、彼女が取っ組み合った病院の衛生という課題は、決して嗤《わら》えるものではない。ナイチンゲールは患者と患者の間隔——空間の確保をよい病院の条件にした。その条件の根拠は十分には述べられていないし、幾分かは間違っている。

ナイチンゲールは病院空間の確保、患者と患者間の距離で丹毒が防げると考えた。丹毒はレンサ球菌による感染症であり、接触感染で伝播するため、理論的には「空間」は感染に寄与しない。空間が感染に寄与するのはインフルエンザのような飛沫感染や、結核のような空気感染だ。とはいえ、溶レンサ菌感染が流行するのは貧困地域で、子だくさんで、大家族が狭いスペースにひしめき合っているような環境下である。理論的には「空間」は丹毒流行を起

こさないが、「空間の狭さ」をもたらす条件が、接触感染を促すのだ。ナイチンゲールは交絡因子を無視するものの、結果的には正しいのである。

卑近で尾籠なたとえ話を用いて申し訳ないが、記憶に残ること間違いなしなので、あえて述べる。骨盤内炎症性疾患（ＰＩＤ）は女性が腹痛や発熱を起こす性感染症（ＳＴＤ）だ。性行動が活発な女性に発症しやすいのは当然だが、研修医のときに「紫のパンツを履いている女性はＰＩＤの可能性が高い」という臨床的な手がかり（クリニカル・パール）を先輩に教えてもらったことがある。

それが事実なのかどうかは知らない。しかし､少なくとも紫のパンツがＰＩＤの原因でないことは間違いない。それは一種の交絡因子である。飲酒者に肺がんが多いが、飲酒は肺がんの原因ではない。多くの喫煙者がやはり飲酒者であるから起きる交絡である。同様に､「紫のパンツ」は交絡因子にすぎない。

というのが、学者の説明だ。しかし、臨床屋の私はそれを「どちらでもよい」とあえて言おう。なぜなら､「紫のパンツ」がＰＩＤの原因であろうとなかろうと、それがＰＩＤ診断に役に立てばよいからである。臨床的に役に立てば､患者に寄与するからである。「臨床的なアウトカムさえ出せれば、なんだって構わない」が臨床マインドである。

してみると、ナイチンゲールの観察と病院の在り方が二一世紀的な目線であちこち間違っていたとしても、そんなことはさしたる問題ではない。そういう指摘は単なる好事家の重箱の隅突きにすぎないし、私は重箱の隅突きには興味がない。ナイチンゲールのとった病院改

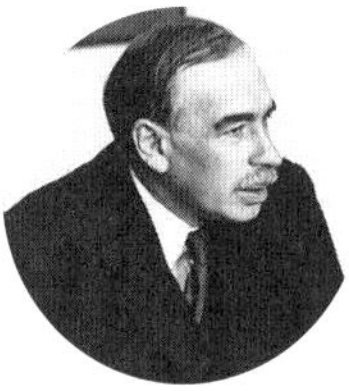

ジョン・メイナード・ケインズ
John Maynard Keynes,
1883-1946

イギリスの経済学者。20世紀最大の経済学者の1人で、経済学の巨人とも呼ばれる。1936年に「雇用、利子および貨幣の一般理論」を発表し、世界の経済や社会における政府の役割についての見かたを劇的に変え、世界中に大きなインパクトを与えた。

善策は、その根拠となる仮説が細かく間違っていたとしても、大きくは患者の衛生と感染症の減少に寄与したし、要するに病院はよりよくなったのである。

ナイチンゲールと並ぶイギリスの巨人、ジョン・メイナード・ケインズは、「自分は細かく間違えるより、大雑把に正しくありたい」と述べた。ナイチンゲールはまさに、ケインズが理想とするように「正しかった」のである。医療と看護と公衆衛生と医療行政の領域で、「細かい間違い」の回避に躍起になって、大きなところで間違える誤謬があまりに多いことを考えると、ケインズの言葉とナイチンゲールの精神は、現在、二一世紀の日本の医療界においても非常に参考になるではないか。

では、そのナイチンゲールが二一世紀の現代日本に現れたとしたら、彼女はどう言うであろうか。私は想像する。我々が「当たり前」と思っている、患者についている中心静脈カテーテル（CVカテ）や尿カテーテルに彼女は着目するであろう。そしてこう言うだろう。「患者からカテを取りなさい。さもなくば、病院が病人に害を与えるであろう」と。日本の医療者が「現実はそんなものだ」と流されている数々の医療・看護行為の一つひとつを、ナイチンゲールは流してしまったりはしないだろう。そして「なぜ」と問い続けるはずだ。

余談だが、尿カテーテル留置と抜去の規準についてはすでにガイドラインが存在する。[5] そして、日本の医療現場はこのガイドラインをまったく遵守していない。

ナイチンゲールの文章は端正であり、正確なデータの集積と現状の観察、そして示唆に富む鋭い考察に満ちている。彼女の文章からは、カール・マルクスの『資本論』や、アントン・チェーホフの『サハリン島』を想起させられる。そういえば、チェーホフも医療の人であった。

引用文献

▼1 Institute of Medicine (US) Committee on Quality of Health Care in America, Kohn, L.T. et al. (ed.) : To Err is Human; Building a Safer Health System, National Academies Press, 2000.

▼2 Mokdad, A.H. et al. : Actual causes of death in the United States, 2000, JAMA, 291 (10) : 1238-1245, 2004.

▼3 フロレンス・ナイチンゲール（小玉香津子、薄井坦子 訳）：病院覚え書（第二版）．ナイチンゲール著作集、第二巻、二〇一頁、現代社、一九七四．

▼4 前掲書3、二〇二頁．

▼5 Meddings, J. et al. : The Ann Arbor Criteria for Appropriate Urinary Catheter Use in Hospitalized Medical Patients; Results Obtained by Using the RAND/UCLA Appropriateness Method, Ann Intern Med, 162 (9_Supplement) : S1, 2015.

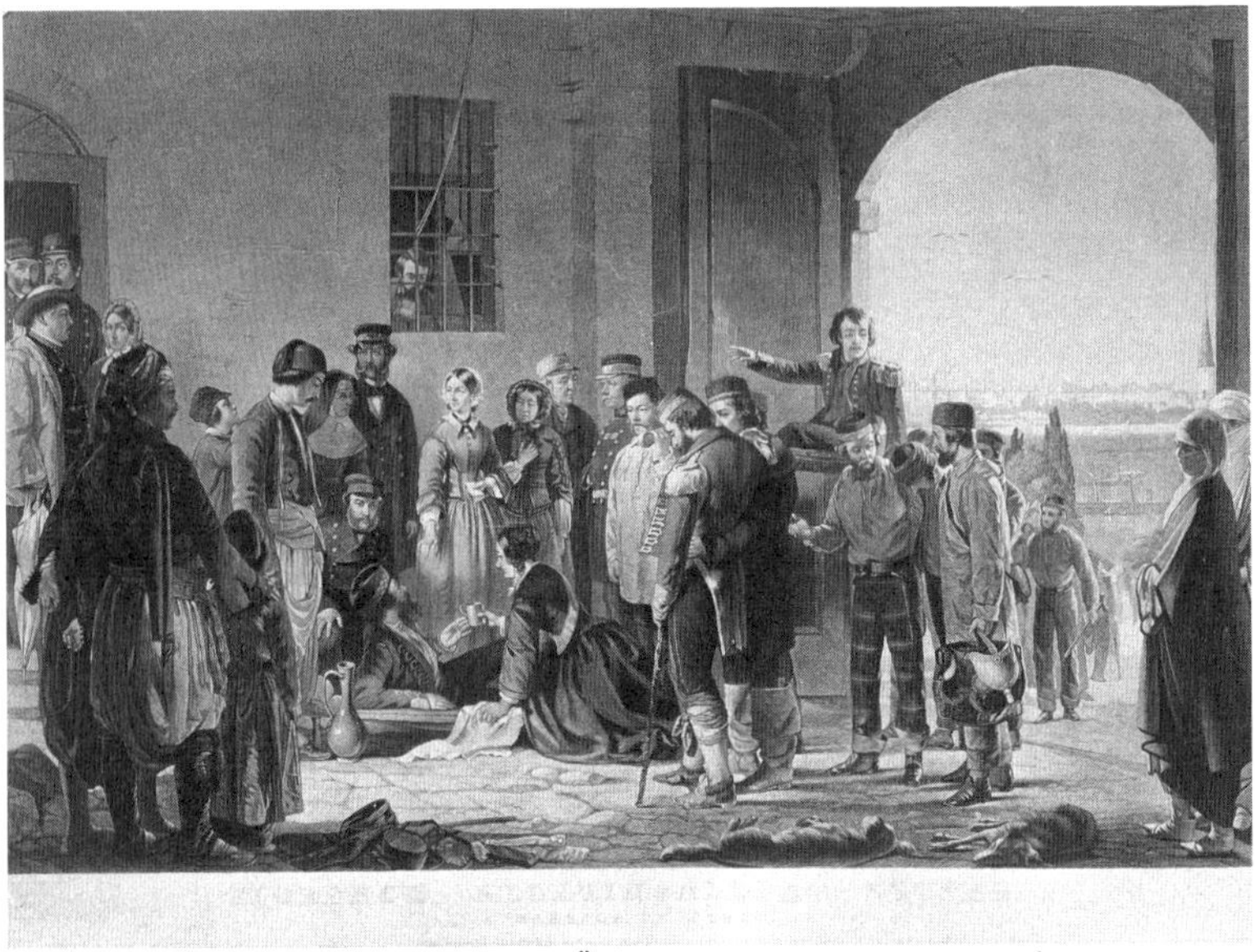

Jerry Barrett: "Florence Nightingale at Scutari". (Wellcome Collection gallery / CC-BY-4.0)

ナイチンゲールはなぜ「換気」にこだわるに至ったのか
——一九世紀ロンドンの医療および公衆衛生事情から

徳永 哲

徳永 哲 とくなが・さとし
純真学園大学保健医療学部 英語非常勤講師
一九四三年、北九州市生まれ。一九七二年、明治大学大学院文学研究科修士課程修了。二〇〇一年、日本赤十字九州国際看護大学教授（英語担当）、二〇一一年四月から現職。
主な著書：『現代悲劇の探究―神の死をめぐって』（海鳥社）、『二つのケルト―その個別性と普遍性』（世界思想社、共著）、『闘うナイチンゲール―貧困・疾病・因襲的社会の中で』（花乱社）
主な翻訳書：K．ホランド、C．ホグ著、日本赤十字九州国際看護大学国際看護研究会 共訳『多文化社会の看護と保健医療―グローバル化する看護・保健のための人材育成』（福村出版）、K．イーラム著、山内登美雄 共訳『演劇の記号論』（勁草書房）など。

ハンプシャー州エンブリー邸での出来事

ナイチンゲール家の二番目の住居エンブリー邸は、ロンドンに近いハンプシャー州にあった。また、その州に隣接してウィルトシャー州があり、そこには一四世紀に建ったソールズベリー大聖堂の門前街があった。門前街の近郊には一八世紀末に建てられた総合病院があった。ナイチンゲールは両親に内緒でその病院に通うようになり、地域で有名なリチャード・ファウラー医師と知り合いになった。そして、彼のもとで看護の勉強がしたいと思うようになったのである。

一八四五年一二月、たまたま、彼女の両親がファウラー医師夫妻をエンブリー邸に招いたことがあった。その夕食の席で、ナイチンゲールは看護の仕事見習いがしたいと自分の意思を両親に伝えた。それを聞いた両親は、ファウラー医師を目の前にして猛烈な勢いで反対した。特に母親は上流階級の仲間入りを目論み、娘をナイチンゲール家の令嬢にふさわしい淑女に育てていただけに、非常に大きな衝撃を受けたのだった。ファウラー医師夫妻は母親の怒りの剣幕に恐れ入ってしまうほどであった。結局、ナイチンゲールはその後五年あまり、エンブリー邸から自由に外出することを禁じられてしまった。

看護師への道を断たれたナイチンゲールにとって、苦痛に苛まれる日々が続いた。そうした中にあって、一八四六年、プロシアからイギリス王室へ特使として来ていたクリスチャン・

フォン・ブンゼン男爵と知り合いになった。彼を通して、犯罪の服役を終えた女性に社会復帰のための再教育をしているドイツの「カイゼルスヴェルト・ディーコネス学園」の存在を知った。そこには看護師を育成する教育課程もあった。

その学園は、イギリスの慈善団体や修道女にはすでに広く知れ渡っていて、看護はその学園留学経験者を中心に、病院や貧困家庭の病人への奉仕活動の一つとして定着しつつあった。看護への活路を見出したいナイチンゲールは、当学園や国内の看護の奉仕団体から会報誌や資料を送ってもらい、自分の部屋で密かに読んだ。そして、学園留学の「夢」を抱くようになり、母親にカイゼルスヴェルトへの留学希望を話した。しかし、これもまた激しい反対にあってしまったのである。

「夢」は潰えてしまい、彼女は絶望の淵に落ちてしまった。しかし、彼女はそのような母親に対して反感や恨みを抱くことはしなかった。反対に、自己の「夢」を理解してもらえない非は自分にあると思い込み、自分の至らなさに失望し、自己譴責《けん》に陥ってしまったのである。接客の最中に突然、茫然自失状態に陥るほど精神的に病んでしまった。

ロンドンの公衆衛生事情

ナイチンゲールが邸内に謹慎生活を強いられ、孤独な日々を送っているときにも社会事情はどんどん変化していた。公衆衛生学の第一人者エドウィン・チャドウィックは、志を同じくする医師たちの協力を得て、貧困地域の公衆衛生の改善に取り組んでいた。

ナイチンゲールはそれらの情報を慈善活動に勤しむ上流階級の知人たちから入手して、両親には内緒で夜を徹して読んだ。その情報の中には、各地の公衆衛生委員会から届いた下層労働者の生活実態や衛生状態に関する報告や、ロンドン東部の貧困地域の公衆衛生と流行性熱病の関係を研究した論文などがあった。

イギリスの産業界は、一九世紀中頃から、アメリカ合衆国の産業の急速な発展によって輸出先を失いつつあり、次第に不景気が進行していた。また、農業では天候異変によってジャガイモの不作が続いていた。アイルランドやスコットランドから職を失った労働者や土地を捨てた農民がロンドンへと職を求めてやって来た。彼らはサザーク地区からロンドン東部の地域にかけて住んだ。家畜の解体業者や革職人の町に新たな移住者が加わって、貧困地域は膨張し続けた。生活排水や汚物、さらに産業廃棄物などが川に流れ込み、かつてテムズ川へ清流を注ぎ込んでいた小川も強烈な悪臭を放つ下水溝に変わってしまった。

それと同時に、発疹チフスなどの熱病やコレラが流行し、ロンドンを恐怖に陥れた。当時、公衆衛生学者や医師の多くが、それらの病の原因は汚水や腐敗物、また換気の悪さなどから発せられる悪臭や有毒ガスにあり、それらを人間が吸い込むと肺から血管に吸収され、血液の中で有毒化して、血流に乗って全身を巡って熱病などを引き起こすと考えていた。それは「瘴気説《しょうき》」と呼ばれた。チャドウィックはその「瘴気説」の信奉者であり、公衆衛生を改善することによって疫病の拡大を防止できると確信していたのである。

　チャドウィックの片腕として働いていたのは、熱病の要因を分析、研究していた医療統計学者ウィリアム・ファーであった。彼は、医師に死亡報告書の提出を義務づけ、職業のほかに病名と死因を正確に記載させ、公衆衛生と病気との関連性を明らかにしていた。

　ナイチンゲールは彼の影響を受け、後に統計学を学んで、クリミア戦争後、戦争犠牲者を「戦死」と「病死」とに区別し、彼女独自に考案した統計図表（「鶏頭図」）を作成して、兵士の死亡実態を明らかにした。ファーは、ナイチンゲールが戦後、その図表を掲げて陸軍を告発した際、彼女を支持した一人であった。

　公衆衛生の面から発せられた「瘴気説」と疫病との実際の因果関係は、今日的な見地からすると、医学的根拠に乏しいものであることは明らかである。しかし、病原体の存在自体が

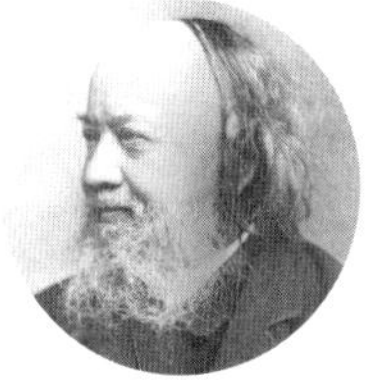

エドウィン・チャドウィック
Sir Edwin Chadwick, 1800-1890

イギリスの社会改革者。都市や国家の統治制度の設計に携わる。救貧法改正や公衆衛生法の制定、特に労働者階級の衛生状態の報告書作成および下水道の推進などで活躍した。

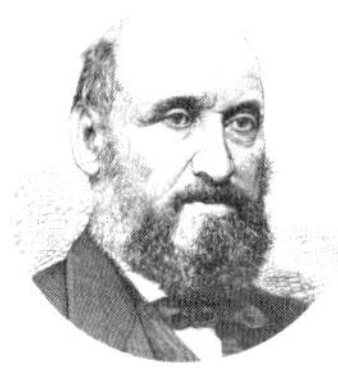

ウィリアム・ファー
William Farr, 1807-1883

イギリスの疫学者。医療統計の創設者の1人。各種の職業別死亡率、監獄やその他の施設での死亡率、既婚者・独身者の死亡率など、様々な対象に関心を示し、死亡登録の際に医師に対して「統計的疾病分類」という死因の記載を義務づけるシステムをつくり、実際の統計資料を活用して、公衆衛生の状況説明や推測を行った。

明らかでない時代にあって、「瘴気説」は、公衆衛生を医療の前面に押し上げて問題提起した点で画期的な学説であったと考える。

当時、著名なジャーナリストであったヘンリー・メイヒューは、一八四九年に、ロンドンで最も汚染が深刻であったバーモンジー地区の住民の生活を細かに記録している。

その記録書[1]の冒頭の章[2]を要約すると、貧困地域の住民は日常的に吸い込んでいる有毒ガスのせいで、臓器機能障害や循環器機能不全などが慢性化し、強い倦怠感や活力喪失状態に陥っており、多くが心身の衰弱から憂うつ症を患ったり、発疹チフスやコレラなどの疫病に罹っていた、というのである。

疫病の感染源や経路がはっきりしない時代にあって、そのメイヒューの記述には、環境汚染の中での暮らしが日常化すると、知らず知らずのうちに心や身体が毒され、病に罹ってしまうという日常生活に秘められた不安や恐れが語られている。

バーモンジーなどロンドン東部の貧困地域では、臓器や循環器に疾患をもつ住民が多くいたことは、病院の医師の存在とその実績から明らかである。バーモンジー地区のガイ病院やセント・トーマス病院には、「腎臓学」の父と称されているリチャード・ブライト医師、副腎機能不全の研究で当時第一人者だったトマス・アディソン医師、リンパ腺肉芽腫の研究者のトマス・ホジキン医師など、医学史に名をとどめる名医が治療や研究に偉大な成果を残していたからである。

元来功利主義者であったチャドウィックは、救貧院設立当初、院居住者の活力喪失や倦怠感などの原因は彼らの「怠け癖」だと理解していた。それで、彼らに厳しい職業訓練を課し、労働者として使えるようにして、救貧院から早く出すことに専念していた。

しかし、公衆衛生委員会の長として、貧困地域の公衆衛生の現状報告を受け、さらに住民の病への影響が研究されるにつれて、救貧院入居者の多くは環境汚染が原因で臓器や循環器になんらかの障害をもち、気力を喪失していることを知った。それで、彼は救貧院の敷地内に診療所をつくり、院居住者の体調管理をするようになったのである。

カイゼルスヴェルト留学の成果

ナイチンゲールは公衆衛生委員会の活動報告や資料を通して、エンブリー邸の自分の部屋の小さな窓から吹き込んでくるロンドンの広い世界の風を感じ取ることができた。現実世界に起きている医療や公衆衛生、また病院や慈善活動などの変容を認識しながら、孤独な観念的世界において、看護師として働く自己の姿を「夢」に描いていたのかもしれない。

一八五一年夏、ナイチンゲールにとって看護への道に転機となる出来事が起こった。ドイツの「カイゼルスヴェルト・ディーコネス学園」への留学の機会が巡ってきたのである。

カイゼルスヴェルト留学は彼女が看護理論を確立するうえで決定的な成果をもたらした。彼女自身の論文『カイゼルスウェルト学園に寄せて』[3]で、彼女は医師の診察を手伝いながら、

「私は疾病をみる、しかしどう取り計らってよいかわからない。それにもかかわらず、それこそ、身体への働きかけを通して患者のこころへの道を見つけるために私がしたいと思っている、まさにそのことなのに」▼4と、混迷する自分を告白するように書いている。彼女は多分、病人に対して看護師は何をすべきか、と「観念」の世界で孤独に問い続け、それなりの答えを出していたに違いない。しかし、「現実」に病人を前にすると、看護師として実際に何をしたらよいかわからなくなってしまったのであろう。

　ナイチンゲールにとって、そのときから看護は「夢」ではなく、「現実」の問題となって、新たな一歩が始まったのである。ちなみに、この留学を終えて、彼女は時と場所の見境なく突然茫然自失する精神的病の症状は出なくなった。

　一八五四年、ロンドンの「病める貴婦人のための療養所」で看護師兼病院管理者として奉仕労働することになった。その療養所において彼女が残した業績は多く、今日でいうナースステーションやナースコールの原型にあたるもの、また、リネン室や食事の調理室の設置、温水の配管などを設け、リネンや食事の衛生を集中管理した。さらに、病棟の各階を結ぶリフトを設け、食事の配膳がいっせいにできるように工夫した。こうしたことは仕事が決まって即座に考えつくことではないであろう。看護師は何をすべきかと問い続けてきた成果が実現したと考える。しかし、彼女の果たさなければならない仕事は、こうした段階にとどまるものではなかった。過去の謹慎期間中に得た医療や社会事情の知識に鑑みると、それだけでは満足のいくものではなかったに違いない。

「換気」の意味するもの

クリミア半島で起こったトルコとロシアの戦争、すなわちクリミア戦争に、イギリスは一八五四年、トルコ側について参戦することになった。ナイチンゲールは戦時大臣のシドニー・ハーバートから陸軍病院看護婦人団長として赴任するように要請されたのである。急遽、彼女はトルコのスクタリの軍事病院へ向かうことになった。

ナイチンゲールが軍事病院に到着したとき、病院内には排泄物や汚水が床にあふれ、壁にはかびが生え、悪臭に満ちていた。彼女はその病院の実態を、「配管はたちまち詰まり、液状の糞便、すなわち下痢患者の排泄物が下水溝に充満し、床上まで溢れ出し、用具用品の収納室にまで流入してきた。下水溝から溢れ出した汚水はさらに医師や看護師の控室にまで流れ込み、私が兵舎病院に着いた朝には、一インチ以上も床上浸水していた▼5」と書いている。こうした最悪な衛生状態は病院の構造上の問題であり、看護師である彼女にはまったく責任の負いようがなかった。汚水を拭き取り、換気をしてその場をしのいだが、病院施設の構造および設備の改善は陸軍省にやってもらうように直接訴えた。

彼女はさらに病棟の傷病兵の実情に関して、「下痢に苦しんでいた傷病兵たちが、この排泄物の洪水が進行する最中も、上履きも靴も履かないままに、用便がますます近くなると、ドアの付近から離れられなくなり、ついには控室から一ヤードも離れていないところで排便するのを、私は目撃した」[6]と書いている。そこには看護の重大な問題が提起されていると考える。負傷兵は劣悪な衛生環境に慣れてしまっているか、軍人としてそうした実情に黙って従わなければならないと思っているのか知る由もないが、彼らは感染症にかかるか、傷をさらに悪化させるかして、非常に高い確率で死亡していた。彼らにはどんなに小さな負傷でも病院に入れば、必ず死に至る恐ろしい現実が存在していたのである。

医師が治療した患者の健康を回復させるのが看護師の仕事であるはずだが、回復どころか、死亡率を下げることすらできなかったのである。最前線から負傷兵が軍事病院に搬送されてきたが、医師は麻酔を使わずに手術をし、傷病兵は激しい痛みに悲鳴をあげていた。やがて「換気」の悪い病室で感染症を起こし、健康を取り戻すことなく死んでいった。ナイチンゲールは看護師として患者の生命を守らなければならないという使命感に燃えていたが、精神的に励ます以外に為す術《すべ》はまったくなかったのである。

陸軍戦時大臣は友人のハーバートからフォックス・モール・パンミュア卿に変わっていたが、ナイチンゲールは繰り返し、病室の「換気」を良くし、悪臭のもとを断つように政府に訴え続けた。パンミュア卿はナイチンゲールの訴えに応えて、ジョン・サザランド医師以下、土木技師を含めて三名の衛生委員を派遣した。彼らは病院を隅々まで調査して、悪臭を放っていた下水溝から動物の死骸や汚物を取り除き、壁に石灰を撒いてかびを消した。

病院施設や設備の衛生面が改善され、病室のベッドの配置も整い、「換気」も良くなった。彼女にとってようやく看護が本格的に始まったのである。負傷兵の病死による死亡率は大幅に下がっていった。ちなみに、サザランド医師はチャドウィックと同じ地平に立つ「瘴気説」の信奉者で、一八四八年から保健委員会監査役として公衆衛生の改善に尽力していた。また、ナイチンゲールに「瘴気説」を直接教示した人でもあった。彼は、戦後、イギリスに戻った後もずっとナイチンゲールの良き理解者であり、協力者となった。

しかし、一八六〇年頃にはすでに医学のほうでは病原体の存在が考えられ、明らかにされようとしていた。外科医ジョン・スノウは早くから「瘴気説」を疑っていて、コレラは有毒ガスや悪臭からではなく、水からなんらかの悪い物質が人の臓器に直接感染して発症させると信じていた。しかし、彼はその「直接感染」説を容易に実証できないでいた。そこで彼は、ソーホー地区のある井戸に着目し、疫学的調査を重ねて証明するに至ったのである。

また、グラスゴー王立病院の外科医ジョセフ・リスターは、病原体による化膿防止策とし

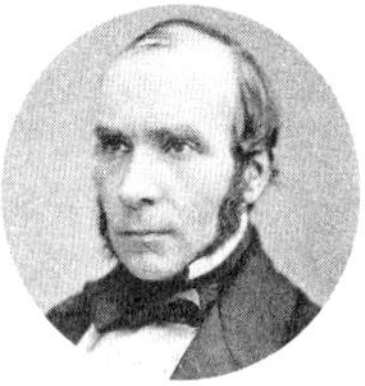

ジョン・スノウ
John Snow, 1813-1858

イギリスの外科医。疫学的手法を導入してコレラの原因と感染経路を初めて特定した。感染症疫学の父と言われている。また、麻酔法の確立にも貢献した。

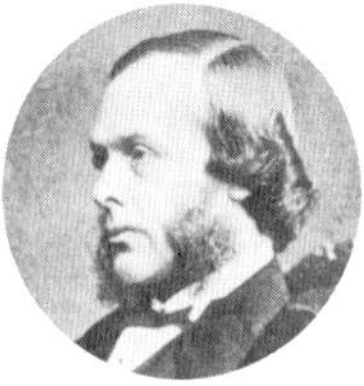

ジョセフ・リスター
Joseph Lister, 1827-1912

イギリスの外科医。石炭酸（フェノール）溶液を用いた消毒法を開発し、近代外科手術の改善に貢献した。

て、手術の際に部屋と手術着を「消毒」して、鼻と口を覆う外科用マスクを着用した。病原体の発見と医学の進歩は、「感染」の概念と予防のあり方を根本から変えつつあった。

ナイチンゲールはそうした医学の進歩を知らなかったわけではなかった。しかし、「瘴気説」が廃れたにしても、彼女が病原体の「直接感染」説を受け入れようとしなかったことは事実である。「消毒」は外部からの密閉、あるいは病源体の侵入を遮断するものであった。それは、「換気」のもつイメージとは正反対であった。

ナイチンゲールの「看護」では、看護師は医師の治療後に患者が健康を回復し、社会復帰するまでの間、感染予防として部屋の「換気」を良くし、生活環境を整えて、患者の心身の状態を「快適」に保たねばならない。「換気」は心身の解放感や爽快感をもたらすためには欠かせないのであった。

ナイチンゲールは一八五九年、『看護覚え書』[7]の「序章」において、「看護とは、新鮮な空気、光り、暖かさ、清潔、静けさ、適切な食事を選択して与えること――これらはすべての患者の生命力の消耗を最小にするために行う、そのすべてを意味すべきである」[8]と書いている。その中で、ナイチンゲールが感染予防に最も必要としたものは「消毒」ではなく、「新鮮な空気」であった。「新鮮な空気」を病室に取り入れること、すなわち「換気」である。「身体の清潔」は洗浄や清拭などによって保てるが、生命の保持は「換気」でないとできない。なぜなら、彼女の論では、「換気」は患者の生命保持にかかわる「肺や皮膚からでる病的な発散物を取り除く」[9]ことができ、健康回復途上にある患者にとって絶対不可欠な精神的な爽快感や解放感をもたらすことができるからである。それがひいては、「生命の消耗を減らす」ことになるのである。

看護師にとって、「真の看護[10]」とは感染を恐れることではなく、感染を「予防」することである、とナイチンゲールは説いている。そして、「予防」とは絶えず患者に注意を払い、患者が身体的にも精神的にも健康回復へ向かっている実感や希望がもてるように励まし、支えることでもあった。

ナイチンゲールが一八九三年、七三歳のときに、シカゴ万国博覧会の際、アメリカの看護師に向けて送った論文『病人の看護と健康を守る看護[11]』の冒頭で、医師の「治療」は一過性のものであり、看護師の「看護」は持続性と多様性を伴うものであると主張し、医療の明確な分担制を論じている。すなわち、両者は一体でありながら、それぞれ次元が異なるものであった。

要するに、ナイチンゲールにとって、「換気」は「看護」の持続性を担う不可欠な手段であり、患者の心身の健康を守り、感染を「予防」する最善の策であったのである。

引用文献

▼1　ヘンリー・メイヒュー（松村昌家、新野 緑 編訳）：ヴィクトリア朝ロンドンの下層社会、ミネルヴァ書房、二〇〇九．
▼2　前掲書1、四－一三頁．
▼3　フロレンス・ナイチンゲール（田村 真、薄井坦子 訳）：カイゼルスウェルト学園によせて．ナイチンゲール著作集、第一巻、現代社、一九七五．
▼4　前掲書3、三〇頁．
▼5　リン・マクドナルド（金井一薫 監訳）：実像のナイチンゲール、二〇〇頁、現代社、二〇一五．
▼6　前掲書5．
▼7　フローレンス・ナイチンゲール（久間恵子 訳・編集）：［新訳］看護覚え書―看護の真髄を学ぶために、アセナ国際学術研究所、二〇一〇．
▼8　前掲書7、二頁．
▼9　前掲書7、一一頁．
▼10　前掲書7、三一頁．
▼11　フロレンス・ナイチンゲール（薄井坦子、田村 真、小玉香津子 訳）：病人の看護と健康を守る看護．ナイチンゲール著作集、第二巻、現代社、一九七四．

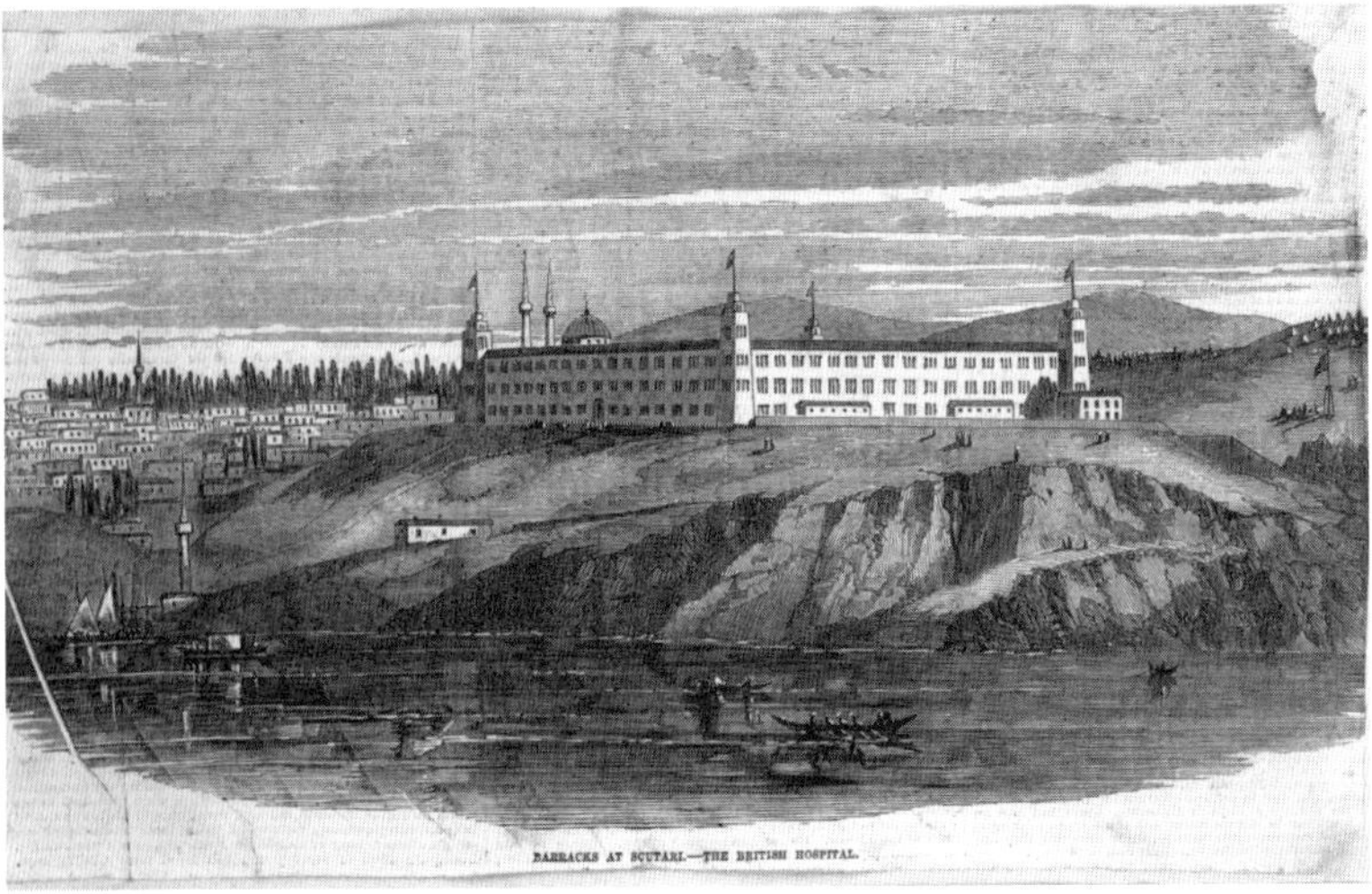

Barracks at Scutari. (Wellcome Library / CC-BY-4.0)

『看護覚え書き』にみられるミアズマ説とエフルービア

平尾 真智子

平尾　真智子　ひらお・まちこ
健康科学大学看護学部　教授

国立札幌病院看護学校、京都府立保健婦専門学校卒業。日本看護協会看護研修学校（看護教員養成課程）修了。日本大学通信教育部文理学部史学科卒業。日本女子大学大学院文学部教育学研究科博士課程単位取得。

慈恵看護専門学校、山梨県立看護大学、東京慈恵会医科大学医学部看護学科教員を経て現職。

専門は基礎看護学。看護学概論、看護理論を担当。医学史、看護史に深い関心がある。順天堂大学医学部医史学研究室、研究生。博士（医学）。

主な著書：「看護史（系統看護学講座 別巻）」（医学書院）、「資料に見る日本看護教育史」（看護の科学社）など。

医学史からみた病気の原因としてのミアズマ（大気）説

伝染病の原因として一九世紀に有力であった学説は、「接触説」と「大気説」であった。大気説として、ミアズマ（悪い空気）説がある。フランスの科学史研究者ダルモンは、著書『人と細菌─17－20世紀』▼1で、細菌学が登場する前に主流であったミアズマ説について詳しく取り上げている。ミアズマ説とは、病気は汚れた空気などより発生するという考えで、古代ギリシアのヒポクラテスが提唱したものである。日本語では瘴気《しょうき》説とも言われる。miasma（ミアスマまたはミアズマ）は、ギリシア語で不純物、汚染、汚れを意味する。訳に用いられる「瘴」は、熱病や汚れを生む風土を意味する。また、瘴気によって起こる流行性の熱病を瘴疫《しょうえき》という。瘴気は気体または霧のような物質で、汚れた水、沼地や湿地から発生し、人間がこれを吸うと体液のバランスを崩し病気になる。瘴疫を起こした人間も瘴気を発し、周囲の人間を感染させる。瘴気は病を引き起こす空気とされた。

一七世紀イギリスの医師トマス・シデナム（一六二四～八九）は、病気を分類し、天然痘、赤痢、敗血症、ペストなどは瘴気（ミアズマ）が起こす病気とした。瘴気は地球内部から発生すると主張した。一八世紀には腐敗物質から発せられる微細粒子、不快臭気、毒蒸気の混合物といった「微細な悪疫」が多数発見された。これらが空気中に放出され、人体に入り込んで病気を起こすと考えられ、その後、病原微生物が発見されるまで、インフルエンザ、コレラ、赤痢、天然痘、敗血症、ペスト、マラリア、ハンセン病などは瘴気が原因とされていた。

『看護覚え書き』にみられるミアズマ説とエフルービア

ナイチンゲールは『看護覚え書き』（一八五九）[▼2、★1]で「換気」をいちばん強調しているが、新鮮な空気の重要性はナイチンゲールが学んだドイツの看護学校カイゼルスヴェルト学園のテキストでも同じであった。『病院覚え書き』（一八五八）[▼3、★2]には「感染は空気をとおして行なわれる」と記されている。

『看護覚え書き』とエフルービア

ナイチンゲールは『看護覚え書き』（原書）の中ではミアズマではなく、「エフルービア」（effluvia）の用語を九か所で使用している[▼4]。それらは一章「換気と加温」では、①悪臭（effluvia）、②悪い空気（effluvia）や湿気、③湿気や臭気（effluvia）、④排泄物の臭気（effluvia）、⑤臭気（effluvia）を追い出す、⑥排泄物からの臭気（effluvia）、八章「ベッドと寝具」では、⑦最も危険な悪臭(effluvia)は病人の排泄物から発するものである―それらの排泄物は、⑧悪臭(effluvia)をベッドの裏側にゆきわたらせるに違いないような場所に一時的にせよ置かれ、しかもベッドの下の空間は決して空気が入れ換えられることがない、一一章「身体の清潔」では、⑨「肺と皮膚からの毒（effluvia）」、であり、一章での使用が多いことがわかる。ミアズマの用語の

2

使用はみられない。

エフルービアとは

エフルービアは歴史上の用語で、発散気、蒸発気、悪臭などと訳される。英英辞典によると、エフルービアは一七世紀以降に使用されるようになったが、現在は使用されない古語である。[5] 意味は、①（わずかな、または目にみえない）発散気、蒸発気、（特に）悪臭、臭気、②（昔、磁石などから発散して吸引と反発作用を引き起こすと想像された）磁気素、③（廃物として出る）副産物、などである。医学史事典では、エフルービアは「環境とミアズマ」の中項目でミアズマの同意語として二か所ほど取り上げられるだけで、ミアズマのほうが一般的である。[6] 一七世紀フランスの化学者ボイル（一六二七〜九一）は、空気は微小小体、生気、エフルービアを内容とする母体であり、病気の原因を請け負うものである、と述べている。またダーウィン（一八〇九〜八二）も一八四五年にエフルービアを使用している。一八六五年にイングランド最北部の精神病院で、二〇〇名の収容者のうち、一割の死亡者を出した集団疫痢の原因は、近くの屎尿灌漑農地からの発散気（sewage effluvia）とされた。[7]

★1　原書は『ノーツ・オン・ナーシング』日本看護協会出版会、一九九七が参考になる。

★2　第一版は病院の衛生状態と構造に関する一八五八年の二つの論文と一八五七年の陸軍と病院の衛生状態に関する勅撰委員会の質問に対する証言から構成されている。第三版では一八五八年の二つの論文を書き直したもの（ただし証言のほうは削除）、病院改善計画等、病院統計、様々な看護方式などから構成されている。邦訳は第三版のみである。発酵病や感染に関しては、一八五八年の論文にすでに記載されている。

ナイチンゲールは『女性による陸軍病院の看護』（一八五八）[8]において、「成人は肺と皮膚から水分と炭酸ガス、有機物を発散する。有機物はただちに腐敗状態となる。この湿って汚れた空気を呼吸することで血液中に排泄物を摂取することが病気を生じる原因となりがちである。病人の呼気は常に病的で危険なものである。これらの発散物を希薄にし、追い出すためには多量の空気が必要となってくる」と述べている。ミアズマは病人の衣服、家具、部屋の壁に付着し、通常の大気より重いという性質がある。天井、屋根、廊下、窓、枕、掛布団、ベッド、シーツ、病人の呼吸、汗、痰、血液、排泄物などにも付着することから、注意が必要である。[9]『看護覚え書き』（一八五九）全一三章の各論のうち、次の六つの章は病気の原因はミアズマ（エフルービア）であるとして、その対策について述べていると解釈できる。それらは一章「換気と加温」、二章「家屋の健康」、八章「ベッドと寝具」、九章「光」、一〇章「部屋と壁の清潔」、一一章「身体の清潔」である。

『病院覚え書き』にみられる「発酵病」

ナイチンゲールが「発酵病」について書いているのは『病院覚え書き』第三版（一八六三）で、三か所で使用している。第一版（一八五八）では九か所で使用している。また『女性による陸軍病院の看護』では、「熱病、コレラ、赤痢などの発酵性の病気」という表現がある。

この「発酵病」は、ウィリアム・ファー（一八〇七〜八三）の造語である。彼はナイチンゲールの親友の一人で、医学統計の専門家であり、クリミアから帰国後の一八五七年以降に面識を得ている。一八七四年までのナイチンゲールとの手紙が残されている。[10] 戸籍庁が一八三七年に開設され、長官補佐官のファーが年報作成者となった。一八三九年の『第一年報』でファーは、病気を①広域流行・地域流行・接触伝染、②散発的、③偶発的、の三つに分類し、①をまとめて表現する言葉として、一八四三年頃に"zymotic"という言葉を導入した。ドイツの農芸化学者リービヒ（一八〇三〜七三）は、「有機物の腐敗過程が人体に広がって病気が起こる。病気は拡大する内的腐敗で、それは外的な腐敗に由来し、他に伝染する」とし、病気は身体の各部分における発酵の特異形態とした。ファーはリービヒの影響を受け、伝染病のうち化学毒が急速に増加し、触媒過程によって引き起こされる病気を"zymotic disease"（zymosis; 発酵病、ツァイモシス）と呼んだ。しかし、一八六五年に家畜の疫病（牛疫）が大流行すると、家畜間での伝染が速く、病毒の自己増殖を考慮しなければならないことから、化学毒による説明は次第に支持を失うようになっていった。[11]

ファーは一八六八年の『コレラ報告書』で、「牛痘素、天然痘素、梅毒素、コレラ素などが、人体を構成する粒子と闘って発酵病を生じる。流行病は、無数の生命粒子を支配する宿主との闘いである。それゆえ発酵病は個々の人間、個々の共同体の両方で成長と衰退の法則に服している」とし、発酵病理論は、パスツール（一八二二〜九五）の生物学的過程に移行した。同年、ダーウィンの『家畜と栽培植物の変異』が出版されると、ファーは遺伝形質の担架体ジェンミールに関心を示し、病気にも病気を運ぶチマッド（zymads）を提案するようになった。彼の発酵病理論は微小な生物体zymadsによって媒介されるものへと変化し、病原菌理論へのつながりがみえてくる[12]

一九世紀イギリスの病原微生物学とナイチンゲール

イギリスにおける病原微生物学受容の遅れ

ナイチンゲールの活躍したイギリス・ヴィクトリア時代の医学史には詳細を論じたものがなかった。近年、科学史研究者の小山眞里子により『病原菌と国家―ヴィクトリア時代の衛生・科学・政治』という研究書が刊行され、一八六〇年以降の病原菌学説受容の遅れの理由が明らかにされた[13]。

イギリスの微生物学史にはパスツールやコッホ（一八四三～一九一〇）という大科学者が不在で、スノウ（一八一三～五八）やリスター（一八二七～一九一二）の業績はあっても、すぐには認められず、社会的な認知に時間がかかった[★3]。ダーウィンの進化論（一八五九）も微生物学に影響を与えた。ダーウィンの進化論では、生命誕生の時点で自然発生を肯定せざるを得ないため、「自然発生説」が認められ支持されていた。このことが接触説の否認に影響した。さらに、動物愛護の立場から「動物虐待防止法」（一八七六）が制定され、ヨーロッパのような微生物に関する動物実験はできない状況にあった。

テムズ川の大臭気（一八五八）後、病気の発生がないこと、動物の牛疫大流行（一八六五）などから、病気の流行はミアズマ説では説明がつかず、次第に接触伝染説が優位になっていく。イギリスでは一八六〇年から八〇年までがパスツール革命の時期で、微生物学上の様々な論争があった。一八七〇年の自然発生論争を病原菌学説元年とし、一八七六年にコッホの炭疽菌の供覧実験があったことから一八七七年は病原菌学説への転換期となり、最終的に病原菌学説はパスツールやコッホも参加した一八八一年のロンドン国際医学大会で認められた。

イギリスの病原微生物学の再評価

イギリスにはイギリス独自の微生物学史がある。コレラの原因が病原菌であろうとなかろうと、環境に配慮することで伝染病は防ぐことが可能という思想がある。近年では病原菌学説への批判もある。病気の単一原因というとらえ方への反省である。

コッホは結核菌を発見し、コッホの三原則を打ち出した。それらは、①疾患部位において微生物が典型的に証明される、②疾患部位で病変に意味のある微生物が分離され、純粋に培養される、③（培養した微生物を）接種して、病気が再び発生する、というものである。この

★3　スノウの『コレラの伝播方式』が出版された頃は、リービヒの発酵理論が優勢で、疫学的な面で評価はできても、病原菌理論がまだあいまいであった。リスターの化膿防止法は独創性、方法の煩雑さなどから歓迎されなかった。彼の名声が高まったのは普仏戦争時（一八七〇）で、消毒法が有効であるとの評判が立ってからである。

うちの③について、コレラ病の原因は、コレラ菌の存在と、生体側の免疫性の欠如という二つの条件からできているはずだが、コッホはこの免疫性の欠如という条件を考慮していないという。[▼14] 医学史においてはペストなど伝染病の原因について数世紀にわたり論戦が続いたが、一九世紀のはじめから九〇年代までは、ミアズマ説も接触説も二つとも正しいと想定して予防措置がとられた。[▼15]

イギリスでは進化論の影響もあり、病原微生物学の受容が遅れた。パスツールやコッホのような微生物学の英雄はみられないが、真剣に議論する思想集団は存在していた。このようなイギリスの慎重な態度は再評価されている。近年では生物（微生物を含む）は自然選択を受け、進化、変異するというダーウィンの進化論の視点から病気の成り立ちや医学をとらえようとする「進化医学」への関心も出てきている。[▼16、★4]

ナイチンゲールの「ミアズマ（大気）説」から「接触説（病原菌学説）」への変化

ナイチンゲールは『看護覚え書き』（一八五九）ではミアズマ（大気）説を唱えていた。しかし、『病院覚え書き』（一八五九）では、すでに感染のところで、発酵病のほかに“germ”や“specific virus”という用語を使用している。その後、約二〇年が経過し、クェインの『内科学辞典』に発表した『看護婦の訓練と病人の看護』（一八八二）では、感染看護の実際を通して極めて詳しく接触感染を予防する具体的方法を提示している。手指の清潔について「自分および他人に対する伝染病の媒体となる」とあり、接触伝染を肯定的にとらえたうえでの予防策と考えられる。[17]

ここにきてナイチンゲールもイギリスにおける病原菌学説受容の動向に並行し、接触説（病原菌学説）を認めたものといえよう。

★4　進化医学とは、ダーウィンの進化論をベースにした医学分野。ダーウィン医学とも呼ばれる。一九九〇年代前半に提唱された。人体は自然淘汰により形成される、病気とともに進化してきたヒトという生物を理解しようとする学問。

引用文献

▼1　ピエール・ダルモン（寺田光徳、田川光照 訳）：人と細菌—17－20世紀、藤原書店、二〇〇五．第6章 人を殺す大地—発散物と瘴気、一〇八－一二〇頁．ダルモンはフランスの科学史研究者。

▼2　フロレンス・ナイティンゲール（小玉香津子、尾田葉子 訳）：看護覚え書き—本当の看護とそうでない看護、新装版、日本看護協会出版会、二〇一九．

▼3　フロレンス・ナイチンゲール（小玉香津子、薄井坦子 訳）：病院覚え書（第三版）．ナイチンゲール著作集、第二巻、現代社、一九七四．第一版（一八五九）の原文はNightingale, F.: Notes on Nursing and Notes on Hospitals, Classics of Medicine Library, 1982に所収。

▼4　小川典子：ナイチンゲール『看護覚え書』の構造を読む—方法としての書誌学的研究、ゆみる出版、一九九九．単語"effluvia"の使用箇所は一一六頁。

▼5　Oxford English Dictionary（OED）より"effluvia"の項目参照。

▼6　Hannaway, C.: Environment and Miasmata. *in* Bynum, W.F., Porter, T. (ed.): Companion Encyclopedia of the History of Medicine, Vol.1, p.292–308, Routledge, 1993.

▼7 小山眞里子：病原菌と国家―ヴィクトリア時代の衛生・科学・政治、一〇〇頁、名古屋大学出版会、二〇一六．

▼8 フロレンス・ナイチンゲール（鳥海美恵子、薄井坦子、小南吉彦 訳）：女性による陸軍病院の看護．ナイチンゲール著作集、第一巻、現代社、一九七五．

▼9 アラン・コルバン（山田登世子、鹿島 茂 訳）：においの歴史―嗅覚と社会的想像力、新評論、一九八八．仏語原題は"Le Miasme et la Jonquille"で、意味は「ミアズマと水仙」。コルバンは歴史学者で、社会史が専門。

▼10 ザカリイ・コープ（小池明子、田村 真 訳）：ナイチンゲールと医師たち、新装版、日本看護協会出版会、二〇二〇．第八章「医学統計者ファー博士」を参照。

▼11 前掲書7、六六－六七頁．第Ⅰ部 テムズ河、第1章 変容するロンドンの暮らし、「五 リービヒの発酵および伝染病理論」を参照。

▼12 前掲書7、六九頁．

▼13 前掲書7．第Ⅱ部 漂う微生物の本性を追う、第4章「病原菌理論の時代」を参考にした。

▼14 吉岡修一郎：もうひとりのナイチンゲール―誤解されてきたその生涯、医学書院、一九六六．

▼15 シンガー・アンダーウッド（酒井シヅ、深瀬泰旦 訳）：医学の歴史3（メディカルサイエンスの時代2 細菌学・生理学など）、四八九頁、朝倉書店、一九八六．

▼16 森 治郎：人生を生き抜くための進化医学入門、ポリッシュ・ワーク、二〇一六．

▼17 泉キヨ子、天津栄子、木下幸子：現代看護につながるF．ナイチンゲールの感染看護についての研究（第1報）、ナイチンゲール研究、七：三－一一、二〇〇一．

こうもりの翼と薔薇の花
――ヴィジュアライズ化された兵士の死亡原因

丸山 健夫

丸山 健夫　まるやま・たけお

武庫川女子大学情報教育研究センター長、生活環境学部情報メディア学科　教授

京都大学農学部卒業。京都大学博士（農学）。アメリカ合衆国ルイジアナ州立大学客員准教授、武庫川女子大学文学部教授などを経て現職。専門は情報学（統計学、メディア表現、科学史）。

著書に『ナイチンゲールは統計学者だった！―統計の人物と歴史の物語』（日科技連出版社）、『筆算をひろめた男―幕末明治の算数物語』（臨川書店）、『「風が吹けば桶屋が儲かる」のは0・8％!?―身近なケースで学ぶ確率・統計』（ＰＨＰ研究所）、『ペリーとヘボンと横浜開港―情報学から見た幕末』（臨川書店）など。

著者サイト　http://yy.org

二〇二〇年。ナイチンゲール生誕二〇〇年の年。その年に起きた新型コロナウイルスの世界的な感染拡大。一六五年ほど前、クリミア戦争の戦地でナイチンゲールは、戦闘で死ぬ兵士よりも収容先の病院の不衛生で亡くなる兵士のほうがはるかに多いと確信する。衛生状態さえよければ、死なずにすんだ若者が数多くいたはずだ。その想いが彼女を陸軍衛生の改革へと導く。

戦後、帰国して早々にヴィクトリア女王に面会。女王の命《めい》による陸軍衛生の改革のための委員会設立を要望する。この委員会の活動を支えた経験と知見が、その後の彼女の看護学分野における活動の基礎となった。

彼女は、政治家や軍人たちの改革への意識を高めるために、データを視覚的に伝えるヴィジュアルプレゼンテーションを重視し、世界でも草分け的なカラーの円グラフを考案する。感性に訴える情報伝達で、人々の改革へのアクションを喚起したのだ。

また、彼女は常に「換気」を重視した。そのため、空調設備の行き届いた病棟の建築にまで彼女の行動は及ぶ。病棟間に庭を配し、建物間の距離を十分にとる建築形式を推奨した。建物内でも、空気の流れを重視した建築設計を行うなど、〈密閉〉を回避し、換気を重視する我々の感染症対策と相通じる。そして、三密のうちの〈密集〉と〈密接〉にも彼女は注目していた。人と人の間の距離、つまりソーシャルディスタンスの定量化に挑戦していたのである。

感染症対策のルーツといえるナイチンゲールの知見について、詳しく見てみよう。

英才教育を受けた少女時代

一八二〇年五月一二日、ナイチンゲールは両親の新婚旅行中にイタリアで生まれた。フローレンスという名は誕生地フィレンツェの英語名にちなんでいる。

彼女の両親は一八一八年に結婚。その三年前まで、「ナポレオン後」を論じ「会議は踊る、されど進まず」と言われたウィーン会議があった。スイスが永世中立国になったのもこの会議においてである。つまりナイチンゲールの両親が結ばれた時期は、ちょうどナポレオンによる戦乱が終結して平和になり、ヨーロッパ大陸への旅行が可能となっていたのだ。「じゃあ、イタリアへ行こう!」と、名門ケンブリッジ大学出身のウィリアム・ナイチンゲールは新婦に言った。イタリア人のようにイタリア語が話せた彼は、きっと愛する妻にその腕前を披露したかったに違いない。そして何よりウィリアムは、長期間の旅行が簡単にできるほど裕福だった。わずか九歳にして一族の遺産を相続していたのだった。フローレンスが生まれる前年にはナポリで長女が誕生しており、一八二一年に帰国したとき、家族は四人になっていた。

当時の裕福な家庭の子女は皆、家庭教師から必要な教養を学んだ。彼女もまたそのようにして教育を受けたが、その「主任教授」は、父・ウィリアムだった。彼は娘たちにラテン語やギリシャ語を教え、ナイチンゲールは古代ギリシャの詩人・ホメロスの作品を父親と一緒に少女の頃から読んでいた。彼女の知性はこうした父による熱心な教育の賜物といえる。

ナイチンゲールが一七歳のとき、自宅を改築することになった。「それなら、旅行にでも」と、ナイチンゲール一家はヨーロッパ旅行に出かけた。一八三七年九月から一年半。当時のナイチンゲールにとって、その旅は今の日本ならちょうど高校の修学旅行の時期にあたった。

感受性豊かな思春期に体験した大旅行は、その後の彼女の人生に大きな影響を与えた。一家はフランスやイタリアをのんびり旅し、それぞれの地域の芸術や文化に触れ、数多くの知識人たちとも交流を重ねる。彼女は各国ごとの社会制度の違いを実感し、それらに強く興味を抱き、土地土地で様々な「資料」を集めていった。一八三九年四月に一家は帰国し、その後しばらくロンドンに滞在する。父は、二年前に即位したばかりのヴィクトリア女王に娘たちを謁見させた。当時ナイチンゲールは一九歳、女王は二〇歳だった。

クリミア戦争で兵士が死亡した本当の理由は？

ナイチンゲールは「修学旅行」で集めた各国のデータを、当時流行していた統計学者アドルフ・ケトレが広めた統計学の方法で分析してみたいと思った。そのため数学を勉強した。彼女はこの頃から貧しく恵まれない人々のために役立ちたいと思うようにもなっていた。そして二五歳のときに「看護の仕事に就きたい」と家族に打ち明けるのだが、大反対されてひどく落ち込んだ。心配した家族が「気分転換」を勧め、彼女は知人の夫妻と一緒にローマでひと冬を過ごすことになった。その地でシドニー・ハーバートという若き政治家と巡り合う。やがて彼が彼女の運命を変えることになる。一八五一年、看護の夢を捨て切れないナイチンゲールは家出同然に家を飛び出し、ドイツの看護訓練施設に入所する。すでに三〇歳を過ぎていた。彼女はフランスの病院もまわり、看護の現場を学んだ。そして帰国後にロンドンの看護施設長の仕事を与えたのは、シドニー・ハーバート夫人であった。

一八五四年一〇月、運命の時が来る。イギリスが参戦したクリミア戦争の前線から、タイ

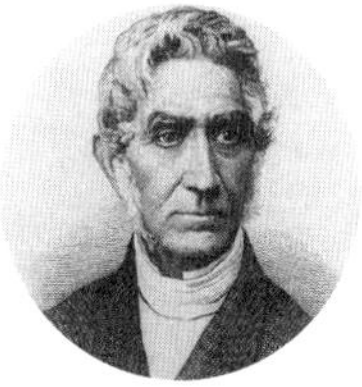

アドルフ・ケトレ
Adolphe Quetelet, 1796-1874

1796年、ベルギー・フランダース地方の町、ヘントで生まれる。7歳で父を亡くし、苦労の末に地元の新設大学で数学講師の職を得る。その後、パリに留学し、最先端の天文学を学ぶ。

帰国後、天文学の知識を人間の諸問題にあてはめた研究をまとめた書籍『人間について』が大ヒット。この本には人間社会の様々なデータが分析・整理されており、そこで多用されていたのが「平均」という計算方法だった。ケトレはこの平均計算を、身長や体重、心拍数、呼吸数や筋力といった人間の身体的なデータに加え、犯罪率や死亡率といった社会の問題にも応用したのである。

『人間について』はヨーロッパ各国で翻訳されて、平均や比率による地域比較がブームとなる。「女の子より男の子の出生率が高い？」「あの町の犯罪率はどうだろう？」といった人々の関心が生み出された。つまり、ケトレは「平均」という計算方法を天文学の世界から引っ張り出し、世の中に広めたといえる。数で世の中を記述する手法を学問として成立させたケトレは「統計学の祖」と呼ばれる。

ムズ紙の特派員によるレポートが送られてきた。それが記事となる。その内容は「戦地では医者が不足し看護師もいない。兵士たちは満足に治療も受けられない」というものだった。このニュースを知ったシドニー・ハーバートはすぐに思いついた。「この重大な問題を解決できるのは彼女しかいない」と。そして同時にこの新聞を読んだナイチンゲールも直観した。「これこそ私の天命だ」。こうして当時、戦時大臣を務めていたハーバートによって、彼女はイギリス政府が派遣する看護師団の団長となり、クリミアの戦地に向かったのだ。

多くの人々が抱くフローレンス・ナイチンゲールのイメージは「博愛」であろう。実際、彼女は戦地で四〇名ほどの看護師団を率いて献身的な活動を行った。ランプを手に持ち見回りをする彼女の影にキスをする兵士もいたという。傷ついた男たちから天使のごとく崇拝された逸話を聞いた人々は、まず「優しさ」という言葉を思い浮かべ、そこから今日に至る彼女の「イメージ」がつくられた。

しかし、彼女の功績を歴史的に決定づける本当の意味での活躍は「クリミア戦争後」にあった。戦地からの帰国の船上、死ななくてもよかった多くの若者たちのことを想い、「彼らの命は救えたはずだ」と彼女は考えた。兵士たちが亡くなった主な原因は、ひとえに陸軍が衛生状態を軽視していたことにあった。戦場での負傷が原因で亡くなる兵士よりも、収容先の陸軍病院での不衛生が原因で死んだ兵士のほうが圧倒的に多かったという事実を、彼女は身をもって知っていた。

一九歳ですでにヴィクトリア女王と面識があった彼女は、帰国後すぐに女王と会い、調査委員会の設置を懇願する。国家の軍隊の失敗を指摘できる人物は女王しかいなかった。女王の勅撰委員会でこの恐るべき真実を明らかにし、陸軍の衛生状態を改善して兵士の命を守らねばならない。「犠牲者」をこれ以上出してはいけない。クリミア戦争の戦地における献身的な看護活動で彼女は国民的英雄となっていた。その彼女が、「ミス・スミス」という偽名を使ってまで人目を避け、帰国の船に乗ったのには、こうした強い使命感があったのだ。

ナイチンゲールが伝えたかった真実

ヴィクトリア女王の勅撰委員会の報告書（**図1**：以下「報告書」とする）は、一八五八年に出版された[1]。ナイチンゲールはその中で、陸軍における衛生状態の欠如について、統計学を駆使し客観的に提示した。彼女が最も伝えたかった真実は**表1**に集約されている。

この表で彼女は、死亡者を原因別に分類している。統計学でいう「層」に分ける作業である。「伝染病が原因で死亡した人」「負傷が原因で死んだ人」「その他の原因で亡くなった人」といった層別にデータを整理すれば、ただ一つにまとめられた死亡率よりも問題点がはっきりする。

例えば一八五五年一月の死亡者数を見てみよう。このとき、クリミアに滞在していた兵士の総数は月平均で三万二三九三人である。同じ月に負傷が原因で死んだ兵士の数は八三人。こ

表1　クリミアの野戦病院における原因別死亡者数

西暦年	月	平均兵力	伝染病（人）	負傷（人）	その他（人）
1854	4	8,571	1	0	5
	5	23,333	12	0	9
	6	28,333	11	0	6
	7	28,722	359	0	23
	8	30,246	828	1	30
	9	30,290	788	81	70
	10	30,643	503	132	128
	11	29,736	844	287	106
	12	32,779	1,725	114	131
1855	1	32,393	2,761	83	324
	2	30,919	2,120	42	361
	3	30,107	1,205	32	172
	4	32,252	477	48	57
	5	35,473	508	49	37
	6	38,863	802	209	31
	7	42,647	382	134	33
	8	44,614	483	164	25
	9	47,751	189	276	20
	10	46,852	128	53	18
	11	37,853	178	33	32
	12	43,217	91	18	28
1856	1	44,212	42	2	48
	2	43,485	24	0	19
	3	46,140	15	0	35

（引用文献1より）

れに対して、伝染病が原因で死んだ兵士の数は、なんと二七六一人にも達していることがわかる。

彼女はさらに客観的な比較ができるように、死亡率に着目し、「人数」を「率」に変換した。ここで二〇歳の頃に学んだケトレの統計学が生きてくる。ある月に戦地にいる兵士の平均人数を「月平均兵力」として、その人数がそのまま一年間続くと考えて分母とする。そして、その月の死亡者数がそのペースで一年間続くと仮定し、月死亡者数の一二倍を分子にあてる。さらに結果を一〇〇〇倍した。この計算から、一年間に戦地で一〇〇〇人あたり、何人が死亡

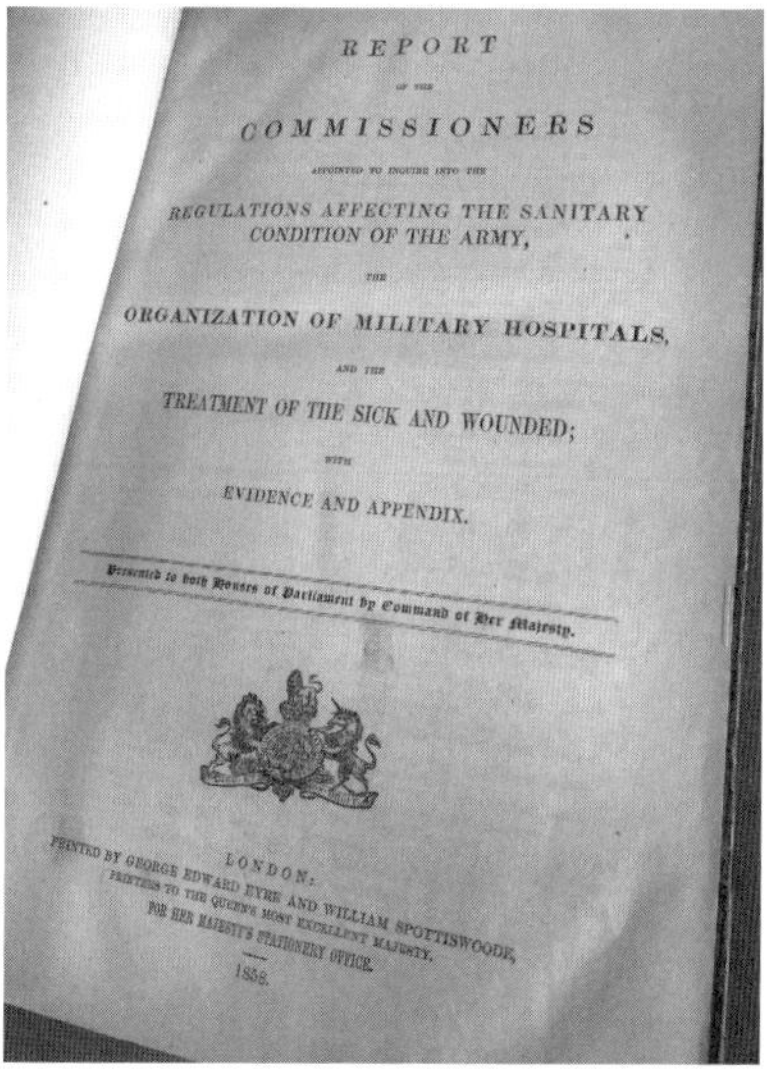

図 1 | ヴィクトリア女王の勅撰委員会の報告書
(引用文献 1 より)

$$死亡率=\frac{月死亡者数\times 12}{月平均兵力}\times 1000$$

図 2 | 死亡率の計算式

するかという死亡率が導かれる（図2）。月ごとにこの計算を行って、その時系列変化を分析した。

そして最後にグラフを描いた。人間の心に響くように、当時としては画期的なカラーの円グラフを考案したのである。数字ばかりが並ぶ表では、よほどしっかりとデータを追わないとその意味がわからない。原因別に死亡率が色分けされた彼女の円グラフは、彼女の伝えたい真実を見事に語っている。

二つの円グラフ

ナイチンゲールは、死亡率の低下を究極の目標に据えた。そして、クリミア戦争中の兵士たちの死亡率の月別変化を、ヴィジュアルにカラーの円グラフで示した。そこでは死亡者を、「伝染病による死亡」「負傷による死亡」「その他が原因の死亡」という三つの原因に分類し、それぞれの死亡率を計算している。つまり死亡率を層で分け、それぞれに色をつけ、重ねてカラーの円グラフとしたのだ。

陸軍の衛生問題改革の委員会に関連した彼女の活動の集大成として、二つの資料がある。一つは公的なヴィクトリア女王の勅撰委員会の「報告書」であり、もう一つは同時期に私的に執筆出版されたプライベートな「著書」である。二つの資料では、この歴史的なカラーの円グラフがやや違った形で示される。

こうもりの翼

図3が「報告書」に掲載されたカラーの円グラフである。そこには二つの時計が描かれていると考えよう。まず右の「時計」を見る。短針が進む一時間分を、一か月に当てる。ここでは九時の位置が四月だ。一〇時が五月、一一時が六月と進み、五時なら一二月で、六時は翌年の一月、八時は翌年の三月だ。一周すれば一年を表す。時計の一二個の目盛りを一二か月に見立てるうまいやり方である。

結局、右の「時計」は一八五四年四月から一八五五年三月を示し、左側の「時計」で一八五五年四月から一八五六年三月を表す。そして目盛りごとの中心からの「長さ」が「死亡率」を表す。その長さの違いが死亡率の大小となる。こうしてすべての月で死亡率をプロットし、点をつないでその内部を着色する。「伝染病」は緑、「負傷」は赤、「その他」の原因は黒である。例えば、一八五五年一月の死亡率を見てみよう。右の「時計」の六時の位置がそうだ。「伝染病」が原因で死んだ兵士を表す緑が突出していることがわかる。一方、戦場での「負傷」が原因で亡くなった兵士を示す赤はとても小さく、「その他」の黒は極端に小さい。このように、数字や文字だけで説明するよりもグラフがあれば直感的に事実を伝えられる。

ちなみにこの報告書にある円グラフは、こうもりが翼を広げた形に見えるので「Bat's Wing（こうもりの翼）」と呼ばれている。

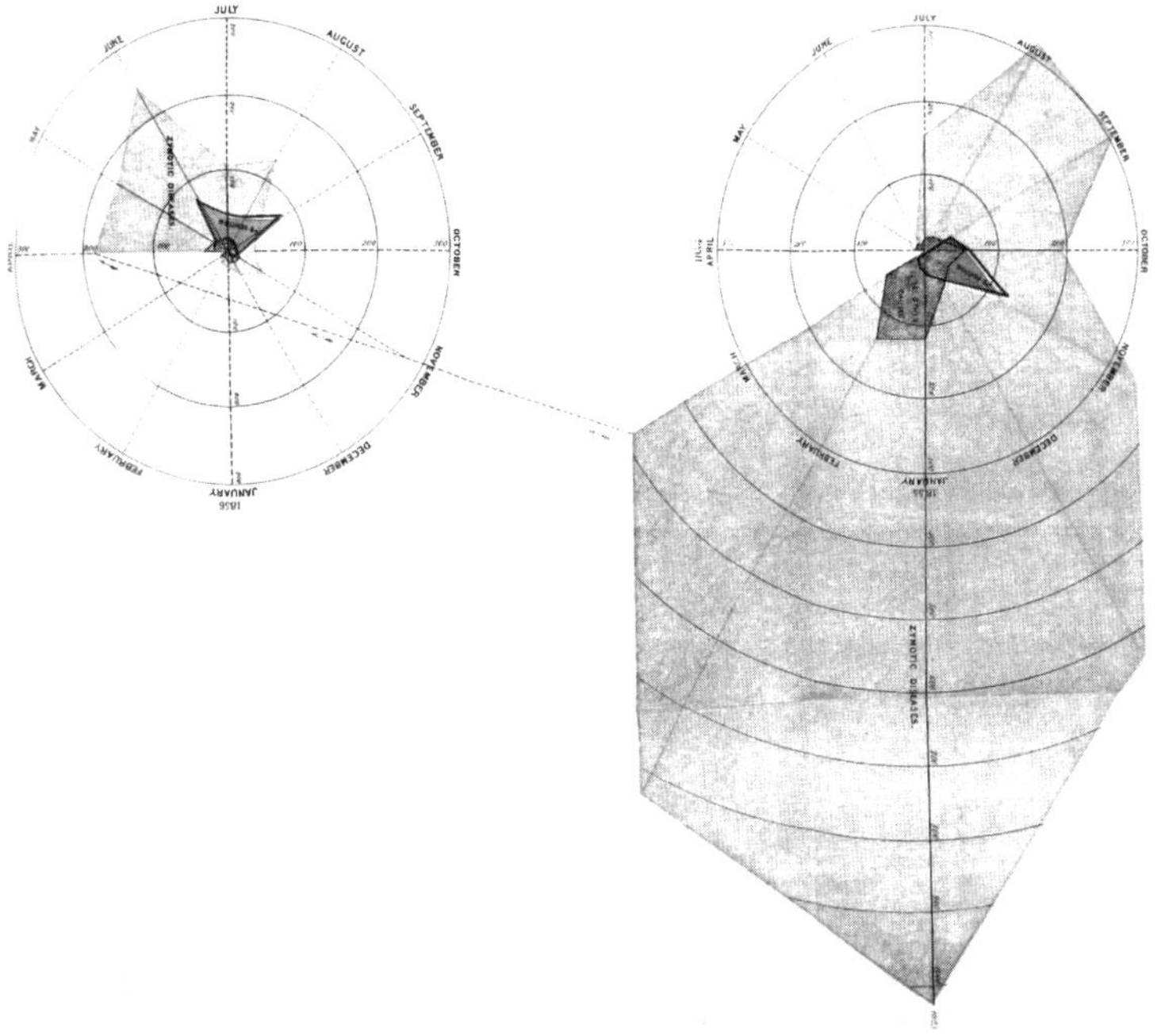

図 3 | Bat's Wing
円グラフを時計として表し、短針が進む 1 時間分を 1 か月に当て、時計の 12 個の目盛りを 12 か月に見立てている。9 時の位置が 4 月、10 時が 5 月、11 時が 6 月と進み、5 時は 12 月、6 時は翌年の 1 月、8 時は翌年の 3 月となり、1 周すれば 1 年である。
目盛りごとの中心からの「長さ」が死亡率を表す。その長さの違いが死亡率の大小となる。すべての月で死亡率をプロットし、点をつないでその内部を「伝染病」は緑、「負傷」は赤、「その他」の原因は黒で着色している。
右：1854 年 4 月～ 1855 年 3 月、左：1855 年 4 月～ 1856 年 3 月
（引用文献 1 より）

図 3 と図 5（p.57）のカラー図面は日本看護協会出版会 WEB サイト［教養と看護］内の記事、「こうもりの翼とバラの花」（http://jnapcdc.com/LA/maruyamat/maruyama_002.html）をご覧ください。

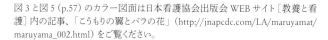

薔薇の花

続いて、別の形の円グラフを見てみよう。ナイチンゲールはヴィクトリア女王への「報告書」を作成する一方で、別に一冊、自身を著者として本を書いた[▼2]（図4：以下「著書」とする）。「Rose」と呼ばれるもう一つの円グラフは、その中で描かれている（図5）。女王への「報告書」に載せられた「Bat's Wing」では、死亡率の大小が円の中心からの距離としてプロットされていたのに対し、この「Rose」では各月ごとに扇形の「面積」によって、死亡率の大小が表されている。

中心からの距離で考える「Bat's Wing」では、点を結んでできる「こうもりの翼」の内部の面積が数値の大小より大きく感じられ、死亡率が誇張されるのではないか……。ナイチンゲールが「Rose」を描いた理由の背景には、そんな批判があったのかもしれない。当時は、活字による文字の情報伝達が主流であり、図面を、しかもカラーで印刷することはあまりない。そのためには多額の費用と労力が必要だったのだ。しかし、彼女はこのヴィジュアル化にこだわった。グラフが二種類あること自体、彼女の試行錯誤を物語っている。

大切なのは換気

次に、換気の問題を考えてみる。ナイチンゲールはいつも換気を気にしていた。そのため

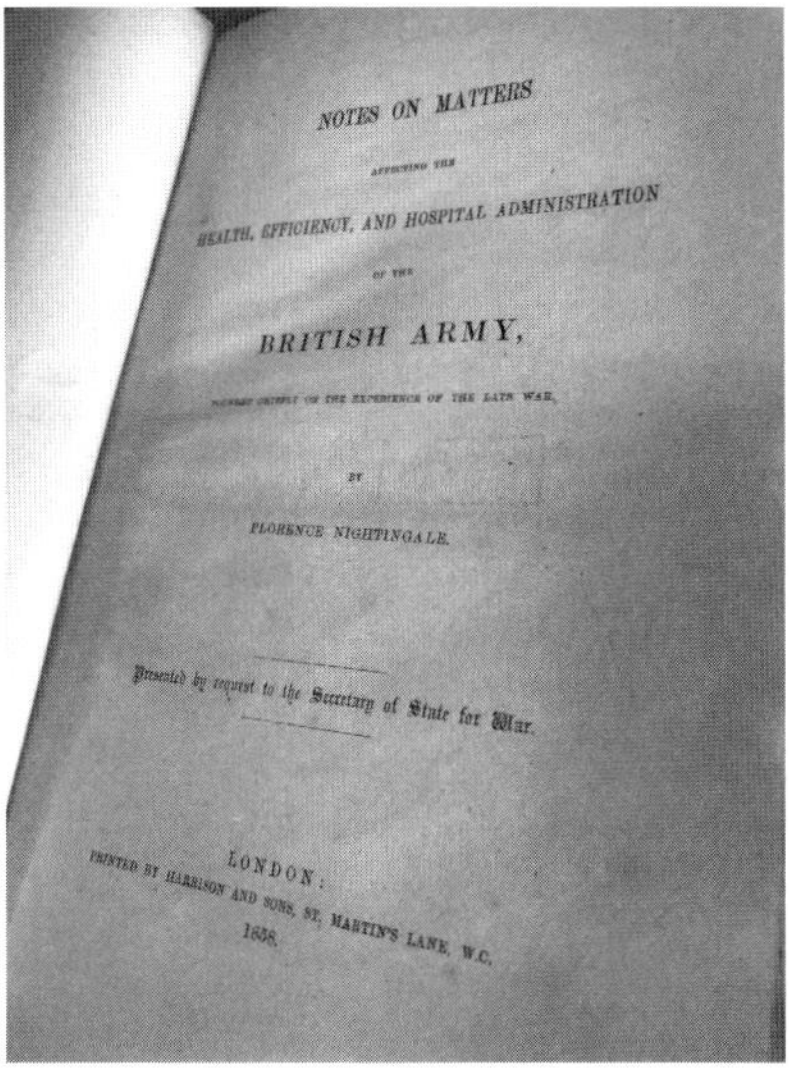

図 4　ナイチンゲール名義で書かれた本
(図 4・5 ともに引用文献 2 より)

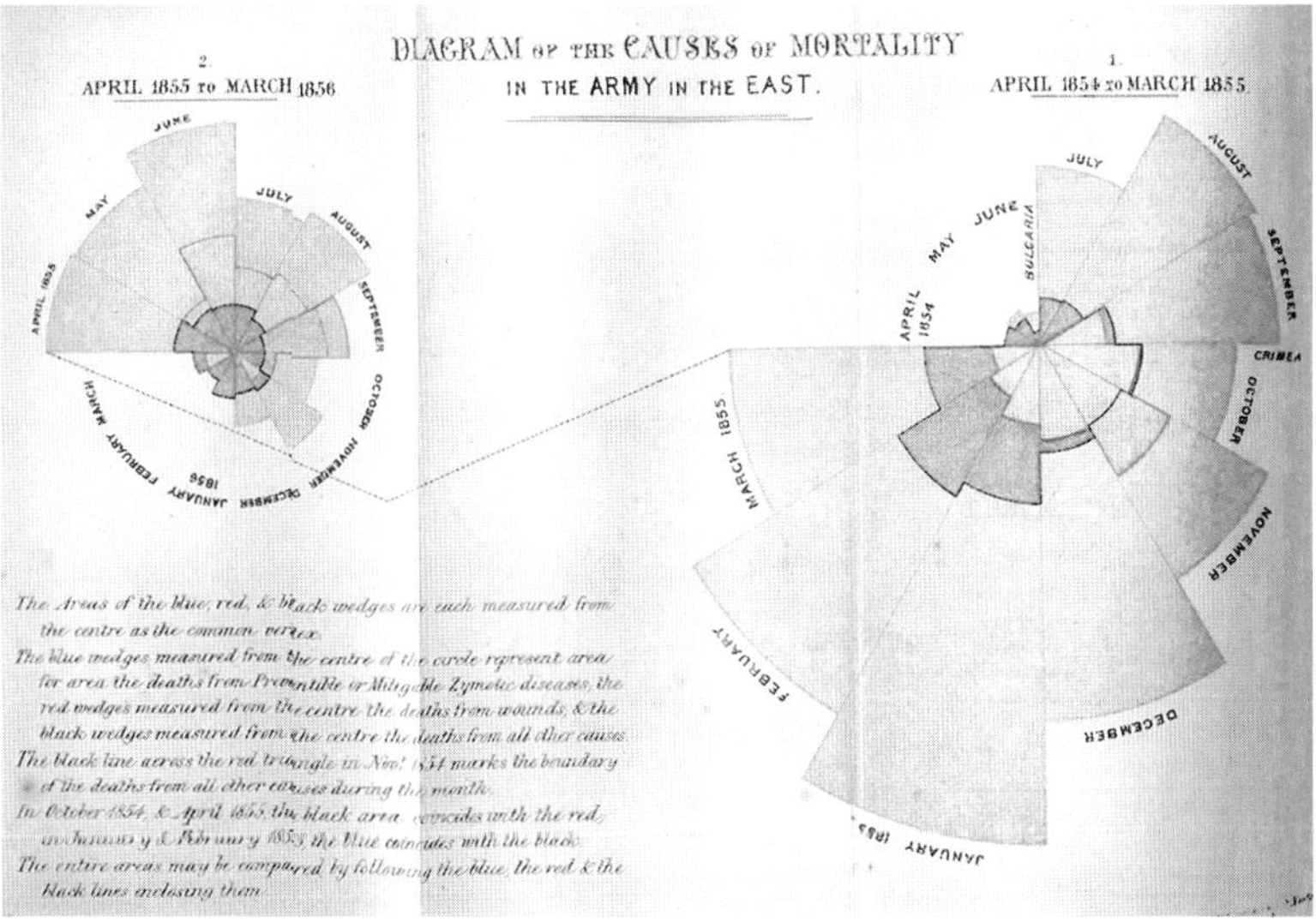

図 5　Rose
各月ごとの扇形の「面積」によって、死亡率の大小が表されている。

に、彼女が推奨した病棟の建築設計がある。パリのラリボアジエ病院の設計図（図6）が「報告書」と「著書」の両方に掲載されているのだ。各病棟は独立して建設され、その間が通路で結ばれ、棟と棟の間には十分なスペースの庭が配置される。病室の換気をよくして、棟間でのウイルスの行き来による感染拡大を防ぐ意味があると今ならわかる。実はこの設計よりも、彼女の理想はさらに高く、棟と棟の間隔は建物の高さの二倍以上にすべきだとした。

彼女は、当時、建設中であったネトリーの陸軍病院の設計が保守的だとし、専門家を動員して問題点を分析した。そして彼女の理想の設計案をつくり、当時のパーマストン首相を動かし、建設途中の建築をやり直すように迫った。多額の追加費用が必要という理由から、結局、彼女の要求はかなわなかったが、彼女がそこまでして守りたかったポイントが換気だったのである。

「報告書」では、換気と暖房という空気の動きが配慮された陸軍病院の設計図（図7）も、カラーで掲載されている。しかし、なんと言っても、細菌の発見以前のことだ。換気の必要性を、なぜかと聞かれても、彼女は論理的な答えを返せなかったかもしれない。

人と人の間の距離

新型コロナウイルスの感染症対策として、人が密集するイベントは避けるべきと言われる。

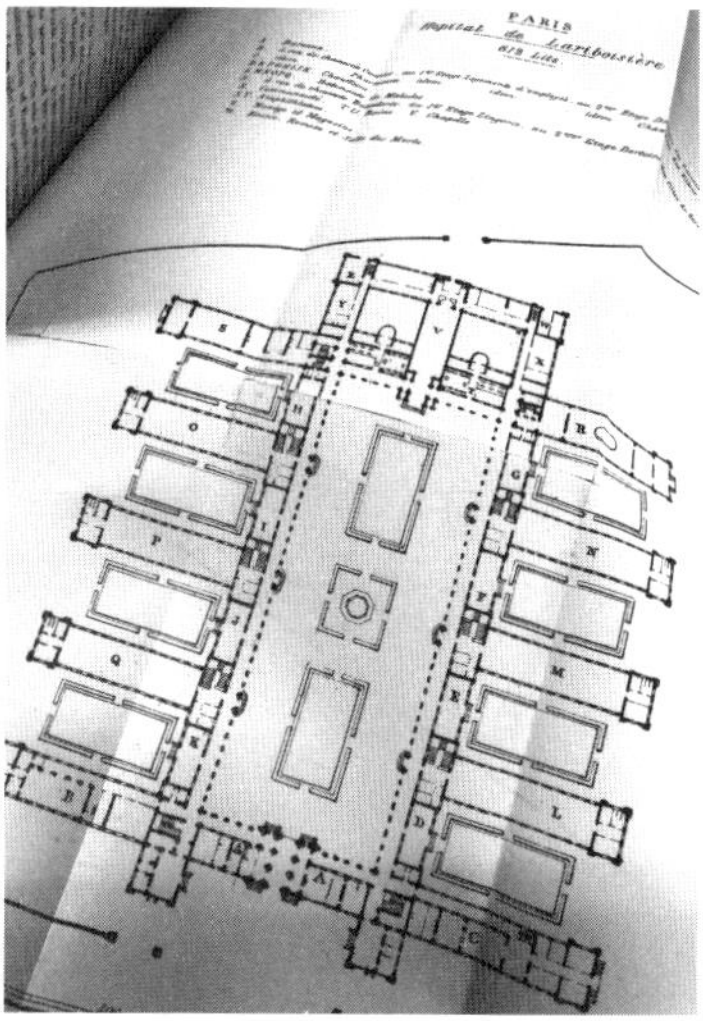

図 6｜ラリボアジエ病院の設計図
（引用文献 2 より）

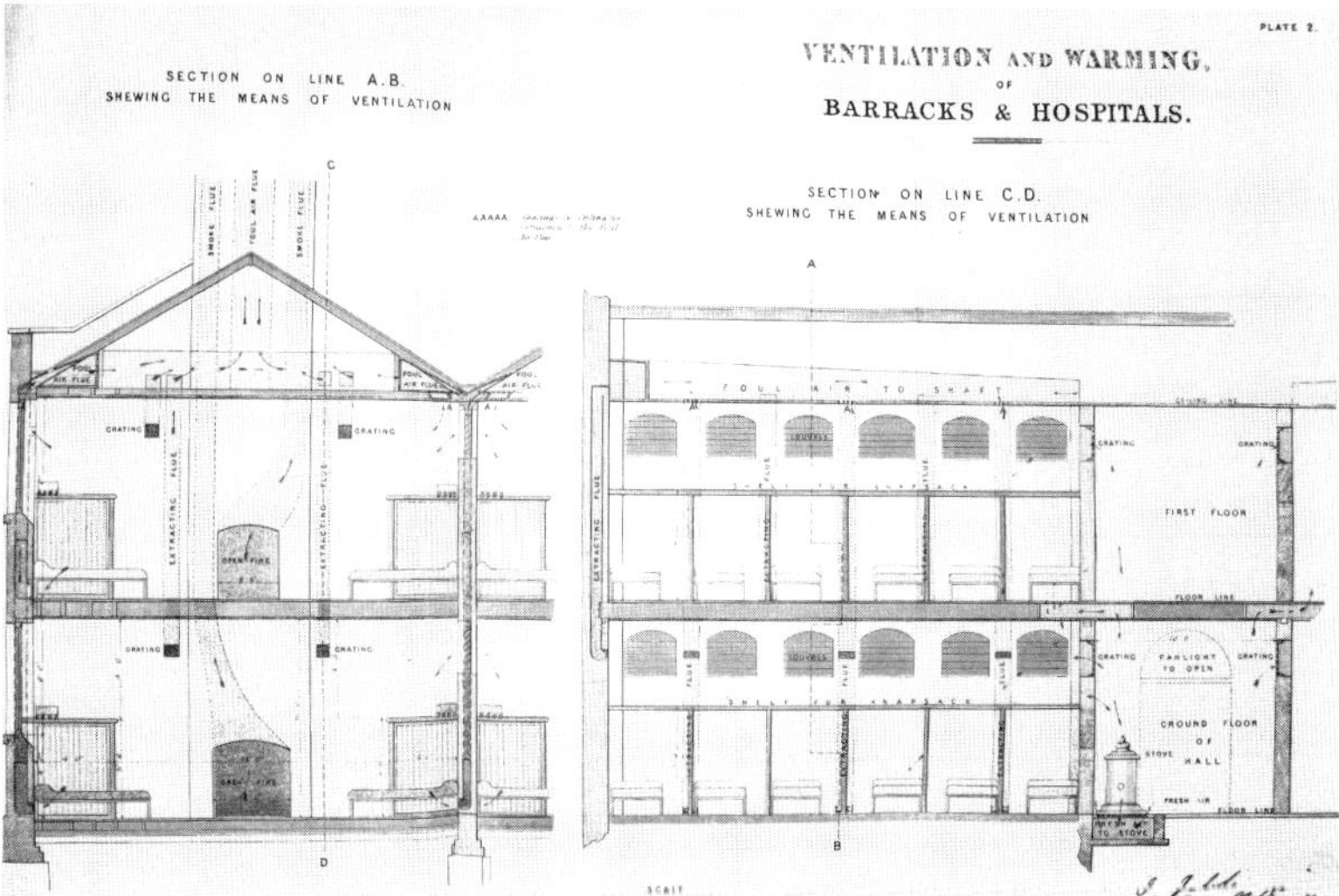

図 7｜空気の流れに配慮した陸軍病院の設計図
（引用文献 1 より）

ところが、密集の数値的な基準がハッキリしない場合が多い。人数だけでなく、イベントを行う部屋の広さも影響するだろう。一〇〇〇人ではダメで、一〇〇人ならいいのか。では、一〇人では？

この人と人の密集、密接という問題について、その度合いがひと目でわかる図面が「報告書」に掲載されている。その図は、まるで蜂の巣のような模様をしている（図8）。

一つの蜂の巣の六角形の内部が、人ひとりが占有する面積を表している。中心の点がその人だ。そして、隣接する巣の中心にある人と人の間に、青い線が引かれている。この青い線の長さが人と人の間の距離、つまりはソーシャルディスタンスである。この図面を描けば、人ひとりが占有する面積とソーシャルディスタンスの大きさが読み取れることになる。

「報告書」のこの図面では、左側の三つの円の中にある蜂の巣で、陸軍兵士たちの生活場面での一人当たりの占有面積が示される。条件の違いにより、三つのパターンが示されている。それぞれの円の中に多数ある小さな蜂の巣の中の点が一人の兵士を表す。どのパターンでも兵士たちには、小さな占有面積しか与えられていないことがわかる。

これに対して、右の二つの円では、ロンドンで暮らすイギリス市民の密の状態が示されている。一番右側の大きな蜂の巣が一般市民。そしてその左がロンドンの中でも低所得者層の集まる地区での状態だ。最も密に暮らす市民よりも、陸軍兵士の密のほうがはるかに大きいことがわかる。

この図は一人当たりの占有面積と人と人の間の距離を、正六角形を使って見事に表現して

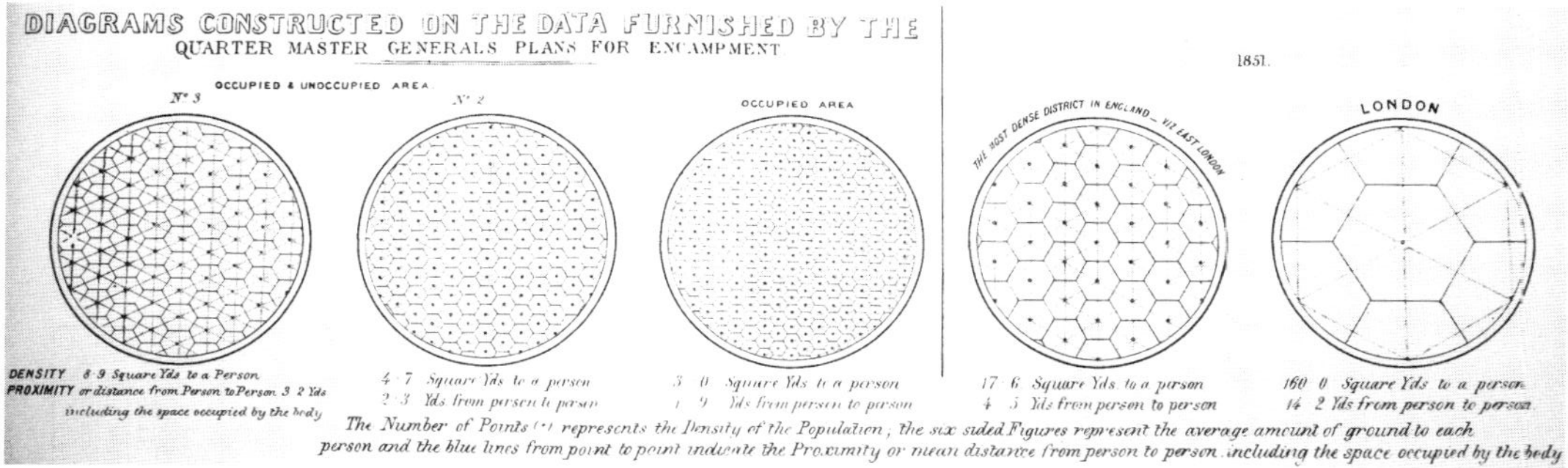

図 8　陸軍兵士とロンドン市民の人口密度——密のヴィジュアル表現

左の 3 つの円は、陸軍兵士の生活場面での 1 人当たりの占有面積を、条件の違いにより 3 つのパターンで示している。右の 2 つの円は、ロンドン市民の密の状態を示している。一番右が一般市民で、その左がロンドンの中でも低所得者層の集まる地区である。

1 人当たりの占有面積：左から、8.9 平方ヤード、4.7 平方ヤード、3.0 平方ヤード、17.6 平方ヤード、160.0 平方ヤード。

人と人の間の距離：左から、3.2 ヤード、2.3 ヤード、1.9 ヤード、4.5 ヤード、14.2 ヤード。

最も密に暮らす市民よりも、陸軍兵士の密のほうがはるかに大きいことがわかる。

（引用文献 1 より）

【関係式を導いてみよう】


「報告書」にある正六角形のモデルを使って、1 人当たりの占有面積とソーシャルディスタンスの関係式を導き出してみよう。

まず、Δ ABC に着目する。

Δ ABC は直角三角形で、角 BAC=30° だから、三辺の比は1：2：$\sqrt{3}$ となり、

$$BC = \frac{AC}{\sqrt{3}} \quad \cdots\cdots\cdots ①$$

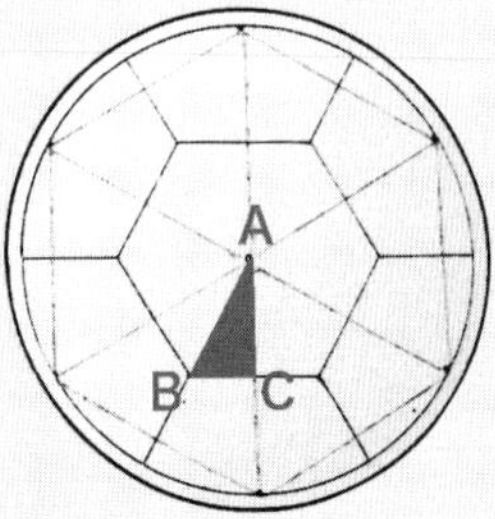

Δ ABC の面積は

$$\Delta ABC = \frac{1}{2} \times BC \times AC$$

この式に①を代入して、

$$\Delta ABC = \frac{1}{2} \times \frac{AC}{\sqrt{3}} \times AC$$

$$= \frac{1}{2\sqrt{3}} \times AC^2$$

蜂の巣 1 つの正六角形の面積は、Δ ABC の面積の 12 倍なので、正六角形の面積、つまり 1 人当たりの占有面積 S は、

$$S = 12 \times \Delta ABC$$

$$= 12 \times \frac{1}{2\sqrt{3}} \times AC^2$$

$$= \frac{6}{\sqrt{3}} \times AC^2 \quad \cdots\cdots\cdots ②$$

AC はソーシャルディスタンス L の半分なので、

$$AC = \frac{L}{2} \quad \cdots\cdots\cdots ③$$

③を②に代入して、

$$S = \frac{6}{\sqrt{3}} \times \left(\frac{L}{2}\right)^2$$

$$S = \frac{\sqrt{3}}{2} L^2$$

図 9 | 1 人当たりの占有面積とソーシャルディスタンスの大きさの関係式

いる。解説では、人と人の間の距離の用語に「密接」を意味する「プロキシミティー(PROXIMITY)」を当てている。元祖ソーシャルディスタンスを表す言葉だ。

正六角形は、その一辺の長さをもつ正三角形が六個合わさってできているから、占有面積に相当する正六角形の作図は可能だ。そして蜂の巣全体が描ければ、各中心を直線で結んで測れば、占有面積に対応する人と人の間の距離がわかる。作図からの測定なので少し誤差が出ているが、実はこのモデルを使えば、占有面積Sとソーシャルディスタンス L の関係が $S=(\sqrt{3}/2)L^2$ とわかる。「密」を定量的に分析していたことに驚くばかりだ。

ナイチンゲールは、当時としては先進的な様々な試みを「報告書」と「著書」で行っている。死亡率の低減という唯一の目標を立て、心に響くカラーの円グラフで、人々のアクションを呼び起こそうとした。換気に気を配り、建築設計にまで手を広げた。そして、密の状態をヴィジュアルに示すとともに、人と人の間の距離と面積の関係をも定量的に示した。

細菌がまだ発見されていなかった時代に、現代でいう感染症と真っ向から闘ったナイチンゲール。その時代を先取りした知見と行動力は、我々に感染症対策の基本を教えてくれるだろう。

二つの心

ナイチンゲールは女王への「報告書」の中から、円グラフなどヴィジュアル性の高い図版が数多く掲載された「付録第七二」のみを抜粋して小冊子とした。そして二〇〇〇部印刷し、ロイヤルファミリーや大臣、国会議員などに配布した。折り込み図表も付いた二八ページほどのこの小冊子も、人々の心を動かすのに役立ったことだろう。

統計では、人間一人ひとりのことは考慮しない。「花子さん」「太郎くん」などという個人のことについては気にかけない。個人を無視して全体を見る。それが統計である。

一人ひとりの兵士のケースを大切にする心は、統計学を学ぶことで全体を見渡す力も身につけた。国民一人ひとりを大切にしながら、国全体を俯瞰しコントロールする。それは有能な政治家がもつ二つの心だろう。彼女はイギリス初の女性首相になってもおかしくない資質をもっていたに違いない。

一八五八年、ナイチンゲールはイギリス王立統計学会のフェローに推挙された。そして一八七四年にはアメリカ統計学会の名誉会員にも推された。彼女は本物の統計学者になった。

引用文献

▼1 Report of the Commissioners appointed to inquire into the Regulations Affecting the Sanitary Condition of the Army, the Organization of Military Hospitals, and the Treatment of the Sick and Wounded; with Evidence and Appendix. Presented to both Houses of Parliament by Command of Her Majesty, London, printed by George Edward Eyre and William Spottiswoode, printers to the Queen's most excellent Majesty. For Her Majesty's Stationary Office, 1858.

▼2 Nightingale, F. : Notes on Matters Affecting the Health, Efficiency, and Hospital Administration of the British Army, founded chiefly on the experience of the late war. Presented by request to the Secretary of State for War, London, printed by Harrison and Sons, 1858.

参考文献

▼1 Cook, E. : The Life of Florence Nightingale, I, II, Macmillan, 1914.（First edition, 1913）

▼2 エドワード・クック（中村妙子 訳）：ナイティンゲール［その生涯と思想］I、時空出版、一九九三.

▼3 丸山健夫：ナイチンゲールは統計学者だった！—統計の人物と歴史の物語、日科技連出版社、二〇〇八.

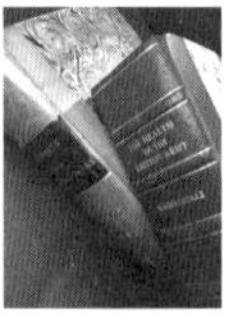

2冊のエピソード

本稿で引用した、筆者が所蔵するナイチンゲールのカラー円グラフが掲載された2冊の古書の来歴について紹介する。

【報告書】

Bat's Wingを掲載している「ヴィクトリア女王の勅撰委員会の報告書」は、1858年にイギリスで印刷された後、アメリカのバーモント州立図書館（Vermont State Library）に納品された。現在の装丁は、このときの製本である。19世紀頃までの本は、出版社が大量生産で同じ製本装丁を行うのではなく、印刷された紙の束に対して個別に行われた。

この本は、アメリカの図書館を除却後、再び大西洋を渡りイギリスに「帰国」、ブライアン・デイビス（Brian Davies）という医師の所有となる。ドクター・デイビスは、若い頃には馬で村を往診したそうだ。まじめな村人には優しく、怠け者には厳しかったという。本は医師からイギリスの古書店に預けられ、筆者が購入した。

この本の図版を多用した『ナイチンゲールは統計学者だった！』を出版したとき、古書店の主人に依頼し、できあがった私の本を病床にあったドクター・デイビスに届けてもらった。

「あなたが大切に持っていてくれたおかげで、日本でこんな本ができました」と手渡してもらうと、ドクターは満足そうだったという。

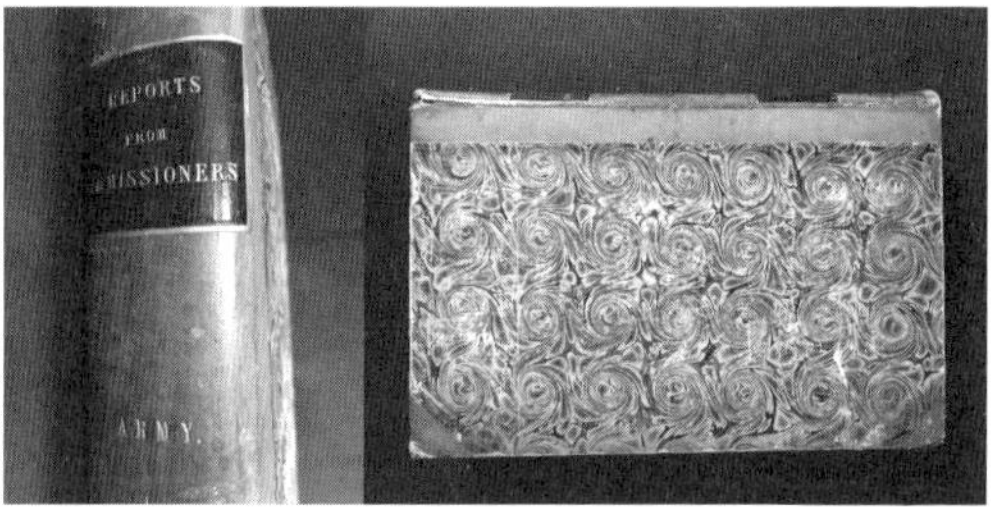

【著書】

Roseを掲載している「ナイチンゲール自身の著書」は、1858年の出版後、医学史資料の収集で有名なイギリスのウェルカムライブラリー（Wellcome Library）に所蔵された。除却後、イギリスの古書店に渡り、筆者が購入した。製本装丁は見るからに出版当時のものではなく、後世のものだ。図書館などの過去の所有者が、古くなった装丁を新しくやり直したのか、もともと紙の束の状態だったものを初めて製本したのかは不明である。

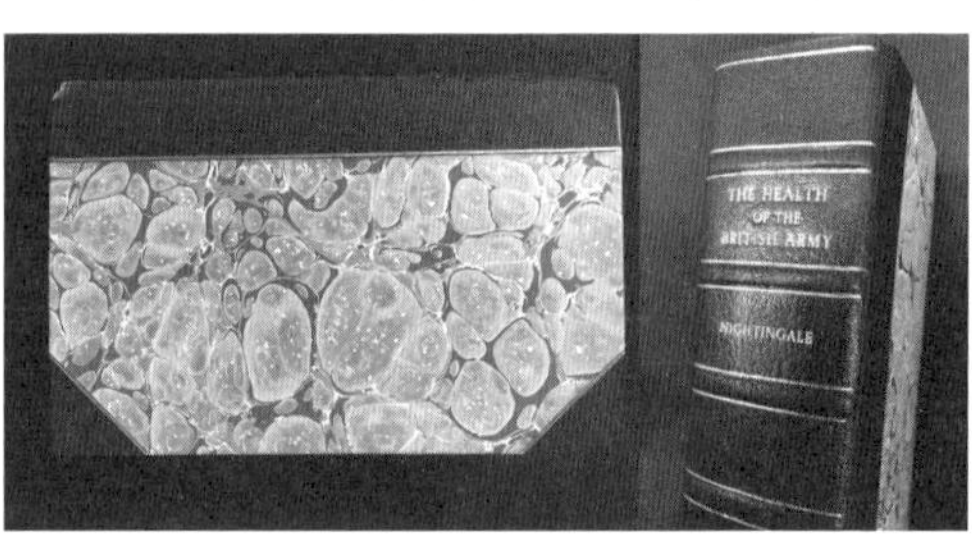

［コラム］

ナイチンゲールが晩年まで苦しんだ感染症？
――ブルセラ症

今岡 浩一

今岡 浩一　いまおか・こういち
国立感染症研究所獣医科学部第一室長
一九九〇年、東京大学大学院博士課程修了（感染症と自己免疫）。獣医師。農学博士。厚生省国立公衆衛生院研究員～主任研究官（スギ花粉症ほかアレルギー）。一九九五～一九九七年、科学技術庁長期在外研究員・アラバマ大学バーミングハム校客員研究員（経粘膜ワクチン）。二〇〇二年、厚生労働省国立感染症研究所獣医科学部主任研究官を経て現在に至る（動物由来感染症、特に愛玩動物由来感染症に関する疫学、診断法の開発、感染・発症機序の解明）。

ナイチンゲールはクリミアから帰国後、二五年近くにわたり、重度の慢性疲労、歩行困難を伴う神経症状や脊椎炎などに悩まされた。その原因は長い間不明で、精神的なものという説から詐病説まで様々あったが、スクタリ地域でブルセラ属菌に感染したブルセラ症だったとする研究報告がなされた。ヤギ乳を介したブルセラ・メリテンシス（*Brucella melitensis*）感染であると考えられている。

ブルセラ属菌とは？

クリミア戦争（一八五三～一八五六）では、ナイチンゲールも罹患した「マルタ熱」（地中海胃性弛張熱、地中海熱）と呼ばれる原因不明の熱性疾患がイギリス軍兵士の間で流行した。マルタ熱はその後もマルタ島に駐屯するイギリス軍兵士の間で流行が続いていたが、一八八七年、スコットランドの医師である Sir David Bruce（デビッド・ブルース卿）は、マルタ熱で亡くなった兵士の脾臓などからグラム陰性桿菌を分離した。これをサルに接種して疾患を再現して、この菌がマルタ熱の原因菌であることを証明し、*Micrococcus melitensis*（マイクロコッカス・メリテンシス、"*melitensis*"は「マルタ」のラテン名に由来）と名づけた。

一九〇五年、地中海熱調査委員会のメンバーである Themistohles Zammit（テミストーレス・ザミット）は、ヤギの乳汁と尿から *M. melitensis* を分離し、ヤギが宿主であり、ヒトはヤギの乳汁や乳製品を介して感染していたと明らかにした。そこで、マルタ島の駐屯地の食事からヤギ乳を除いたところ、マルタ熱は終息に向かった。*M. melitensis* は、後に Sir David Bruce に敬意を表し、*Brucella melitensis*（ブルセラ・メリテンシス）と命名された。

その後、種々のブルセラ属菌が発見されたが、ヒトに感染する主要な菌として *B. melitensis*（自然宿主：ヤギ、ヒツジ）、*B. suis*（スイス、同：ブタ）、*B. abortus*（アボルタス、同：ウシ、水牛）、*B. canis*（カニス、同：イヌ）の四菌種が知られている。

なお、ブルセラ属菌の主な感染経路は、感染動物の加熱殺菌が不十分な乳汁・乳製品や肉の喫食による経口感染が最も一般的である。家畜が流産したときの汚物や流産胎仔に直接接触したり、汚染エアロゾルを吸入することでも感染する。

ブルセラ症の疫学

ブルセラ症（*Brucellosis*：マルタ熱、波状熱）は、ブルセラ属菌（*Brucella* spp.）による世界的にも重要な人獣共通感染症で、特に食料や経済面で家畜に強く依存し、家畜にブルセラ症が発生している国や地域で患者も多くみられる。中国、西アジア、中東、アフリカや中南米を中心に、毎年五〇万人以上の新規患者が発生している。

日本では、ヒトのブルセラ症は一九九九年四月一日施行の感染症法に基づく感染症発生動向調査では四類感染症として、診断した医師に全数届出が義務づけられており、二〇二〇年一〇月三一日までに患者四七例が届け出られている。うち一五例は家畜ブルセラ菌（*B. melitensis, B. abortus*）感染、三二例は *B. canis* 感染である。過去には、*B. abortus* が国内の牛に流行し、牛乳等を介した国内感染患者も報告されていたが、家畜衛生対策により一九七三年頃までには国内の家畜は清浄化した。現在、家畜ブルセラ菌感染例はすべて輸入症例である。

一方で、国内の犬は約三パーセントが *B. canis* に感染歴をもっており、無症状の不顕性感染例を含め国内で感染した患者が報告されている。

ブルセラ症の症状

潜伏期は通常二週間前後だが、数か月以上のこともある。症状は原因不明熱が主で、倦怠感、疼痛、頭痛、悪寒、発汗などインフルエンザ様だが、腰背部痛など筋骨格系の症状が出ることも多い。発熱は、数週間の間欠熱の後、一時、軽快するものの、再度、間欠熱を繰り返す、いわゆる波状熱として知られている。

合併症は、仙腸骨炎など骨関節症状が最も多く、その他に肺炎、胃腸症状、ブドウ膜炎、まれに中枢神経障害を示し、男性では精巣炎や副精巣炎がみられる。未治療や不適切な治療では、慢性化や再発が多くみられる。未治療時の致死率は約五パーセントで、心内膜炎が原因の大半を占める。

一方、*B. canis* 感染は一般に症状は軽く、気がつかないケースも多いが、まれな例として一九年間にわたり罹病していた症例が知られている。濃厚感染すると、家畜ブルセラ菌感染のような急性症状を示すこともある。

ナイチンゲールの場合は?

クリミア戦争が勃発し、一八五四年にナイチンゲールもスクタリ（ユスキュダル）の病院に赴くことになった。一八五五年五月二日、バラクラバ（クリミア）の病院視察のためスクタリを出発して、五日に到着し、一二日に発症した。当初の症状は、二四時間で二回の発熱（朝と夕方）とその間の寛解を示す、いわゆる間欠熱様の発熱と胃の不快感であり、「地中海胃性弛張熱」とされたが、詐病と考える人たちもいた。しかし、このナイチンゲールの症状は、典型的なブルセラ症の急性期症状であり、潜伏期を考えるとスクタリで感染していた可能性もある。七月にスクタリに戻り、八月には回復傾向にあったため、一〇月に再びクリミアに赴いたが、重度の坐骨神経痛のため入院、一一月にスクタリに戻った後は療養を余儀なくされた。

その後は、原因もわからず適切な治療もなされない状況では慢性化することもやむを得ず、一八五六年八月、戦争終結後に帰国してからの長い闘病生活が始まることになった。慢性ブルセラ症の主な症状は脱力感や疲労感であり、帰国後に悩まされた、だらだらと続く耐え難い体調不良とそれに由来すると思われる精神的なダメージが、不眠症やうつ症状をもたらしたと思われる。

一八六一年にはブルセラ症の合併症として最も多くみられる脊椎炎・関節痛などの骨関節症状と神経症状（神経根炎）が重度に現れ、歩行困難、六年間の寝たきりの生活を送ることとなった。一八七〇年以降、それまでの骨関節症状や神経症状は解消したが、激しい頭痛とそれに伴う不眠症とうつ病は依然続いていた。

一八八〇年以降、六〇歳を過ぎてやっと、最後の症状であったうつ病も解消した。二五年間の長期の罹病と闘病生活の末、やっとナイチンゲールはブルセラ症に打ち勝ち、治癒したと推測されるが、その後もあまり積極的に外に出て行くことはなかったようである。
彼女の症状が治まるのに遅れて、やっと*B. melitensis* の発見と、感染原因が感染ヤギの乳汁によることが明らかとなった。ブルセラ属菌は結核菌と同じく細胞内寄生菌であるため、感染により抗体ができても抗体は菌の排除にはあまり役に立たない。そのため、現在でも最低二種類の抗菌薬を、通常でも六週間と長期使用するが、そのような処方のない時代では、ナイチンゲールのように長年にわたる闘病を余儀なくされた者も多かったのではと思われる。

参考文献

▼1 Young, D.A.B. : Florence Nightingale's fever, BMJ, 311 (12) : 23–30, 1995.
▼2 Akpinar, O. : Historical perspective of brucellosis: a microbiological and epidemiological overview, Le Infezioni in Medicina, 24 (1) : 77–86, 2016.
▼3 Brucellosis in humans and animals. WHO/CDS/EPR/2006.7. http://www.who.int/csr/resources/publications/deliberate/WHO_CDS_EPR_2006_7/en/
▼4 特集：ブルセラ症、一九九九年四月～二〇一二年三月、病原微生物検出情報（国立感染症研究所、厚生労働省健康局）、三三（八）：一八三－一九四、二〇一二.
▼5 今岡浩一：ブルセラ症の現状と対応、感染症 TODAY・ラジオ NIKKEI／インターネットライブ、二〇一九年一月九日．http://medical.radionikkei.jp/kansenshotoday_pdf/kansenshotoday-190109.pdf

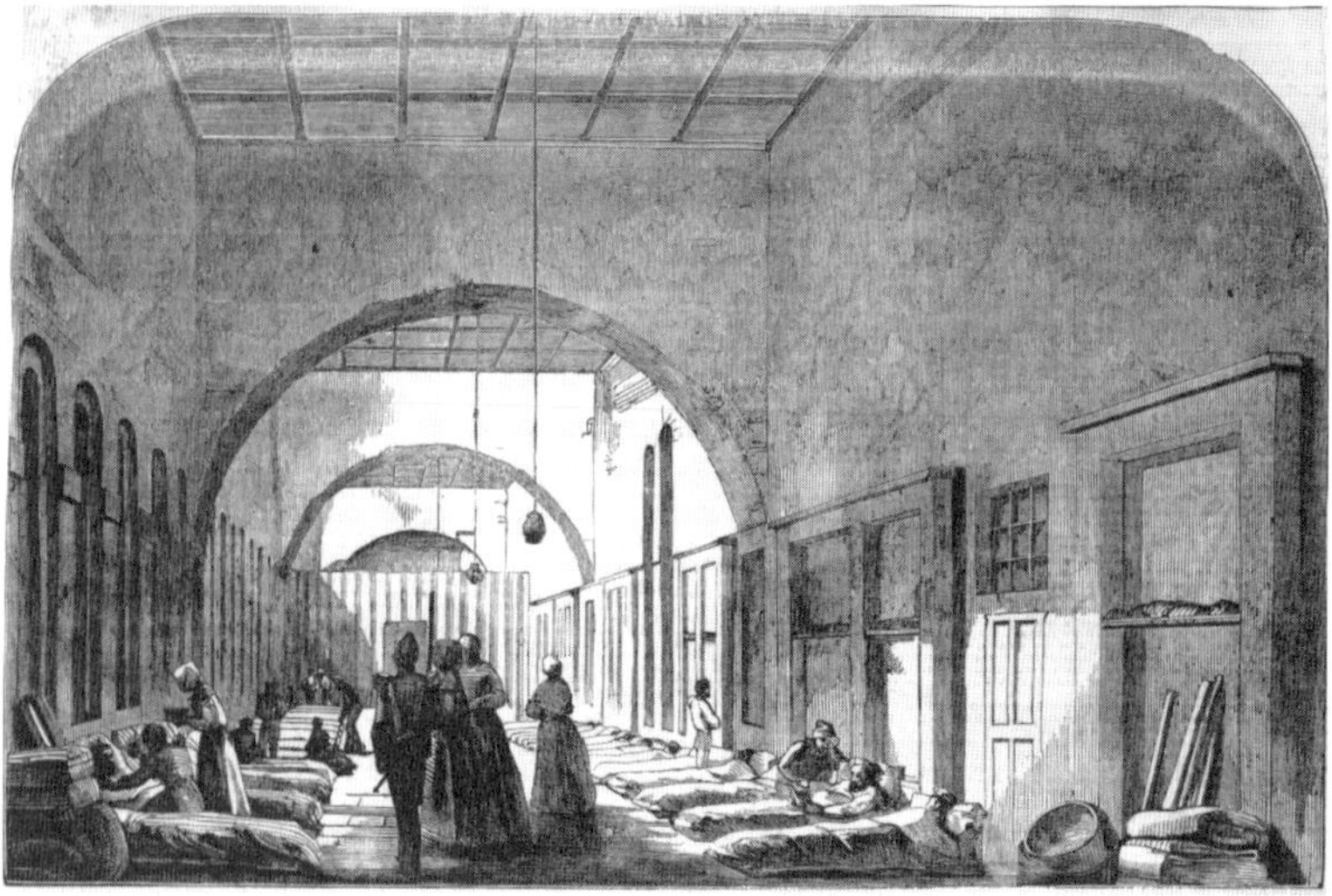

The New Barrack-Hospital, at Scutari (Wellcome Library / CC-BY-4.0)

ナイチンゲール、妊産婦の死亡原因を追究する
——産褥熱と助産師学校閉校

岩田 恵里子

岩田 恵里子　いわた・えりこ

米国看護麻酔師MS、CRNA、ACNP
日本で看護師、保健師として勤務。一九九五年に渡米。二〇〇一年、カリフォルニア州立大学ノースリッジ校で看護学士、二〇〇三年、カリフォルニア大学サンフランシスコにて看護修士（ACNP）取得。在学中はStanford University Medical Centerなどロサンゼルス、サンフランシスコ近郊の大学病院のICU、麻酔回復室などで正看護師として臨床経験を積む。二〇〇八年、コロンビア大学修士看護麻酔師学部（CRNA）卒業後、現在はカリフォルニア州の複数病院でフリーランスCRNAとして勤務。

フローレンス・ナイチンゲールは一八五四年、三四歳のときにクリミア戦争で活躍し、また一八五六年には「ランプの貴婦人（または「光を掲げる貴婦人」）」として知られるようになり、国のヒロインになった。そして彼女のクリミア戦争の功績に魅了された人々は、彼女の働きを労って寄付をした[1〜3]。

ナイチンゲールはその基金を使って、一八六〇年に世界で最初の病院付属看護学校、セント・トーマス病院ナイチンゲール看護学校（Nightingale Training School at St Thomas's Hospital）を創設した[1]。現在はロンドンにあるキングス・カレッジ フローレンス・ナイチンゲール看護師・助産師・緩和ケア学科（King's College, London, Florence Nightingale Faculty of Nursing, Midwifery & Palliative Care）が、その流れを受け継いでいる。一九世紀後半まで、この学校は看護学校の見本となり、イギリスをはじめ他の国々でそれを手本とした看護の教育実習が行われてきた[1]。

ナイチンゲールは看護学校設立に続き、キングス・カレッジ病院（King's College Hospital）において、助産師を育成することにした[1,4]。なぜ彼女は看護師だけでなく、助産師の教育を立ち上げたのか？　それは当時、産褥熱が世界中で流行していたからだ。その病気にかかった母親が子どもを産めば、高い確率で母親は死んでしまう。ちょうど現在の新型コロナウイルスのように、薬も確立された治療法もなく、なぜかかるのかも不明だった。妊娠し出産を控えた女性は、漠然とした恐怖に包まれていたに違いない。

産褥熱とは

分娩後一週間以内に発症する子宮、膣などの産道損傷部の感染によって起こる熱性疾患の総称が、産褥熱だ。一九世紀のヨーロッパ、アメリカの産院で最も死亡率が高い妊産婦疾患だった。[5] その細菌感染説が科学的に立証され、社会に認められたのは一八八〇年代、パスツールの結核菌、コッホのコレラ菌などが発見された頃だった。したがってナイチンゲールが助産師教育に着手したのは、細菌が病気の原因だと判明する前のことだ。[6]

ナイチンゲールの活躍していた一九世紀前半には、天然痘、皮膚病、マラリアなどの伝染病は、人の「接触」と、ある特定の「環境」で起こると考えられていた。病気の人は「毒素」をもち、病人に触ったり、病人の吐く息がかかったりすることにより発病すると考えられていたのだ。[6] また、その羅患者は、家庭で出産する中〜上流階級の女性よりも、病院で出産する低所得者、労働者層に多くみられた。[7]

産褥熱は、一七〜一八世紀には出産後の母親の死亡原因の三分の二を占めていた。パリで産褥熱が流行した一七五〇年には、かかった人全員が死亡したと伝えられた。その発症は予測不可能であり、健康的な若い女性を死亡させる恐ろしい病気だと思われていた。

日本でも明治時代には産褥熱での死亡が多くみられ、多いときには年間二七〇〇人がこの感染症で命を失っていた。ところが、一九二〇年から改善がみられ、一九四三年には六四三人、二〇一四年には六人までに下がった。一九四三年に死亡者が四分の一に減少したのは、産婆教育として消毒を取り入れたこともあるが、[8]産褥熱が菌の感染によるものであることがわかり、治療薬が開発されたことが大きい。一八七九年、産褥熱の原因菌が化膿レンサ球菌であることが発見され、一九三〇年代はその治療にサルファ剤が、一九四〇年にはペニシリンが使われた。近年は早期の抗生剤投与により、産褥熱の起こる頻度は著しく減っている。[5、8、9]

新しい試み・助産師学校

クリミア戦争から帰ってきてからのナイチンゲールの仕事のほとんどは、手洗い、衛生など清潔の重要性を説くことだった。さらに様々な疫学上のデータを集め、そのデータをもとにヘルスケアの施設・物品を整えるということを集中して行った。[4]ナイチンゲールはこれらに対し、高い基準を指し示す指導力をもっていた。[4]彼女は『看護覚え書き』の中にこう書いている。「もし患者が、寒い、身体が熱をもっている、めまいがする、食後に吐き気がする、床ずれがある、ということを訴えていたら、それはたいてい病気のせいではありません。看護ケアが悪いのです[10]」と。

当時の出産はほとんど家庭で行われていた。しかし、それを介助する助産師たちの多くは妊娠分娩介助の経験者ではあったものの、きちんとしたトレーニングを受けていなかった。[9]それればかりか、淫乱でアルコール中毒者であることも多かった。[2]また、訓練を受けたとしても、その期間は一～三か月と短く、ほとんどの生徒は医療的な対応が必要な異常分娩を、訓練中にまったく経験できなかった。[11]

当時、産科はまったく新しい専門分野だった。だが、産褥熱の大流行のため助産師訓練が必要となり、またイギリス以外にはすでに助産師学校があったことから、ナイチンゲールはイギリスにおける助産師教育の必要性を感じていた。[9、12]しかし、病院は時折流行する産褥熱のために、産科病棟を設置することに及び腰になっていた。

このような背景が、ナイチンゲールを助産師学校開設へと向かわせた。

ナイチンゲール助産師学校、始まったものの……

ナイチンゲールが始めたキングス・カレッジ病院での助産師の訓練期間は六か月だった。[12、13]産科病棟はまだなく、生徒たちは貧困層家庭に行って出産介助を習った。[12]一八六二年に開校した助産師学校は、とても順調に始まったようにみえた。事実、開校一年目は妊産婦、新生児共に死亡者はいなかった。しかし二年目から死亡者が現れ始め、その後、数は増えていった。

一八六八年、ついに助産師学校は閉鎖を言い渡され、閉校になってしまった。[9] キングス・カレッジ病院での産褥熱の死亡率が高かったことが原因だった。[12、13] イギリス国内の産褥熱死亡率が一〇〇〇人につき五・一人であったのに対して、キングス・カレッジ病院では三三・三人もの褥婦が産褥熱で死亡していたのである。[14]

その後、ナイチンゲールは学校を再開してほしいという声に耳を貸すことはなく、二度と助産師学校や産科病棟を開設することはなかった。助産師を育成することにより、妊婦・新生児共に安全なお産を提供できる保証がないと考えたからだ。[9] ナイチンゲールは「情熱的な統計学者」という側面をもっており、人の命を救うために統計を重要視していた。[11] 数字やデータに現れないこと、つまり確信のもてないことは、すべきでないと考えたのだ。

閉校から始まったナイチンゲールの本領1
——データを集める

ナイチンゲールは助産師学校が閉校になっても、落ち込んだり、すべてをあきらめたりすることはなかった。むしろそこからが彼女の腕の見せ所であり、ここがナイチンゲールの非凡なまでの強さだ。一八六七年の産褥敗血症（*puerperal sepsis*）の大流行と助産師学校の閉校が、ナイチンゲールに妊産婦の死亡原因を追究させることになった。[2]

彼女が最初に見つけた問題は、妊婦の死亡原因を記録する習慣がなかったことだった。妊婦が死亡した場合、お産による死なのかどうか、また出産後いつまでを産後死亡とするかなど、統一された記録システムが何もないことが問題だと考えたのだ。[▼2] そこでナイチンゲールは、サザランド博士や、有名な生物統計学者のゴールトン氏、医学統計学者のファー氏に指導を仰ぎ、イギリス国内にとどまらず、パリ、ベルリン、ウィーン、ベーテルスブルグなど海外の記録の実態を調査した。[▼13] また、ワークハウス[★1]と、一般の人が自己負担で分娩する産院における、母親の年齢や健康状態、妊娠回数、分娩時間、経済状態などと死因の関連性を調べた。[▼14] その調査は、ナイチンゲールが自ら調べたものもあるが、外国の医師によって集められたデータなども比較してまとめた。

それらからわかったことは、病院内で分娩した母親のほうが、家庭での分娩より死亡率が

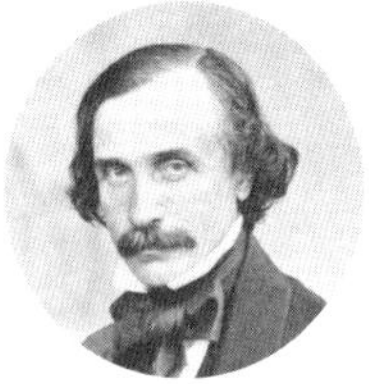

ジョン・サザランド
John Sutherland, 1808-1891

スコットランドの医師で、衛生学の支持者。クリミア戦争の陸軍戦時大臣だったパンミュア卿は、イギリス陸軍の病院管理体制や衛生面の改善のため、スクタリの病院に衛生委員会を派遣した。衛生保健局出身のサザランド医師がそのリーダーに任命され、ナイチンゲールと共に改革に取り組んだ。戦後も生涯を通じてナイチンゲールのよき協力者であり続けた。

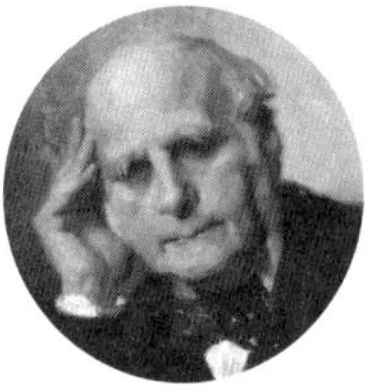

フランシス・ゴールトン
Francis Galton, 1822-1911

イギリスの生物統計学者、遺伝学者、探検家。従兄弟のチャールズ・ダーウィンの進化論の影響を受け、人間の能力の研究を行った。知的能力には遺伝が大きく影響すると主張し、優生学の創始者として知られる。
ちなみに、従兄弟のダグラス・ゴールトンはナイチンゲールの従姉妹と結婚しており、遠い親戚関係である。

高いということだった。病院でお産をした場合の母親の死亡者は一〇〇〇人につき八～三五人で、ある病院では一〇〇〇人につき二〇〇人もの褥婦が亡くなっていた。それに比べると、家庭でお産をした場合の母親の死亡者は一〇〇〇人につき二～五人にすぎなかった[14]。また、イギリスのキングス・カレッジ病院では一〇〇〇人につき三三・三人が死亡、パリにある一二の病院で一八六一年、六二年、六三年に調査したところ、一〇〇〇人につき七五・二人、五六・七人、六〇・六人が死亡していることがわかった。ロンドンの四〇のワークハウスで調査したところ、死亡者は一〇〇〇人につき七・八人、さらに家庭でお産した他のイギリス人に関しては、一〇〇〇人につき五・一人という死亡者数だった[11]。

助産師による分娩が医師によるものよりも安全だということはよく知られていた。一八五四～六三年には、医師による出産の褥婦死亡者数は一〇〇〇人につき五・五人、助産師によるものは三・四人であり[11]、病院で医師や医学生と接触があった産褥婦の死亡者と比べて低い数字だった[14]。一八五八年のイギリスの研究では、一八四七～四八年に死亡解剖をした医師が手を塩素で消毒してから産科患者の内診をするようにしたところ、死亡者数は一〇〇〇人につき五・二人から一・二人に下がったことが示されている[11]。

★1 貧困者が無料で分娩できる収容施設。

閉校から始まったナイチンゲールの本領2
——データを分析し、結論を出し、出版する

これらのデータをナイチンゲールは分析した。そして彼女は、医師や医学生が死亡解剖をした後に手洗いもせず産科病棟で内診していたこと、発熱している褥婦の隔離を怠っていたこと、清拭に使ったタオルやベッドのリネンを使い回していたこと、換気や清掃が十分でないことなどを突き止め、それが妊産婦死亡の原因だと考えた。[2、14]

そしてナイチンゲールは、助産師教育について以下のように結論づけている。

- 一般病院の助産師学校は閉鎖し、家庭でのお産を推奨する。
- 助産師学校は小さな規模にとどめ、家庭でのお産と同じような状況をつくる。助産師訓練を行う病院が、家庭での分娩と同じくらい安全であればよいが、その訓練のために母親の死亡率が増加するようなことがあってはならない。
- 医師や医学生の母親との接触が死亡率を増加させるという結果から、分娩に際して医療の介入は最小限にする。
- 医学生に対しては産科の実習を禁止する。[14]

これらをまとめたものが、一八七一年に出版された『産院施設に関する覚え書き』だ。[2] 莫大な時間と労力の注ぎ込まれたレポートであるうえ、他の仕事も抱えていたことや普仏戦争

が勃発したこともあり、出版までかなり時間がかかった[12、13]。そこには、助産にかかわる人たちの意識と行動を変えることで、予防可能な死亡原因があることが示されている[12、13]。

しかし、この『覚え書き』は賛否両論で、多くの医療者から、またマスコミからも叩かれた。統計の使い方や分析方法が科学的でないなど、厳しい批判も多かった。ナイチンゲールはその統計を修正し、改訂版として再出版したいと考えたが、それが出版されることはなかった[13]。

ナイチンゲールに学ぶ、看護とは?

ナイチンゲールの時代と今とでは状況はかなり違うが、彼女から学ぶことは多い。科学の発達する前に、解決する方法など何もないかと思うような難しい問題に立ち向かったこと。さらに適切なデータをとり、実際の臨床に役立つ結論を導き出したこと[11]。

ちょうど今の新型コロナウイルス感染症のようなものかもしれない。治療方法がわからず、世界中が混乱しているこの病気も、さらに科学の発達した未来からしたら、簡単に治療できるものなのかもしれない。私たち医療者・看護者は、今日も原因不明の病気を扱っている。不十分と知りながら、最善を尽くしたデータをもとに決断を下さなくてならない[11]。

ナイチンゲールはクリミア戦争から帰ってきた一八五六年に、「社会公衆衛生の改革者」として活動を開始した。その彼女がつくった方法論は今でも健在であり、有用だ。私たちは現在の問題を解決するためにナイチンゲールに学び、人の命を救うために何をしなくてはいけないかを考えなくてはならない。

看護学校の入学式・卒業式に必ずといっていいほど使われる「ナイチンゲール誓詞」。以前の私は、このナイチンゲール誓詞を規範に、看護という職業がつくられていると思っていた。しかし、ナイチンゲールを知れば知るほど、日本の看護とナイチンゲール誓詞の間に距離を感じるようになった。

「寄り添う看護」は、日本の看護の象徴ともいえる。看護をするうえで患者の気持ちを一番に考えること、痛みや苦しみを理解することは、とても大切なことだ。もちろん相手の気持ちを考えて仕事をするのは、どんな職業にも必要なことだろう。だが一般の仕事において、相手は顧客であり、死を目前にした患者やその家族とは違う。つまり看護には、一般の仕事以上に、相手に対する深い思いやりと共感する心が必要なのだ。しかしナイチンゲール誓詞の中には、そのことがほとんど触れられていない。

助産師に関係したナイチンゲールの仕事は、彼女の業績のほんの一部だ。彼女は一般的に知られるイメージのような「白衣の天使」としてだけではなく、統計学の専門家など、様々な側面をもつ。そんななかでナイチンゲールは、「寄り添う看護」以上に重要なことをつかみ取っていった。ナイチンゲールが本来伝えたかった看護はなんだったのか――彼女の業績を浮き彫りにし、新たに考える機会としたい。

引用文献

▶1 Florence Nightingale Faculty of Nursing and Midwifery.
https://en.wikipedia.org/wiki/Florence_Nightingale_Faculty_of_Nursing_and_Midwifery

▶2 Dunn, P.M. : Florence Nightingale (1820–1910): Maternal mortality and the training of midwives, Arch Dis Child Neonatal Ed, 74（3）: F 219–220, 1996.

▶3 Florence Nightingale Faculty of Nursing, Midwifery and Palliative Care, Kings College London.
https://www.kcl.ac.uk/nmpc/about-us/history

▶4 Homer, C. et al. : What would Florence think of midwives and nurses in 2020? Women Birth, 33（5）: 409–410, 2020.

▶5 Dobson, M.J. : Disease: The Extraordinary Stories Behind History's Deadliest Killers, p.72–79, Quercus, 2007.
http://www.medicine.mcgill.ca/epidemiology/hanley/minimed/DiseaseMaryDobsonPuerperalFever.pdf

▶6 友松憲彦：ナイチンゲールの伝染病論と社会改革―チャドウィック公衆衛生改革との関係をめぐって、駒沢大学経済学論集、三九（一）：一－三四、二〇〇七.
http://repo.komazawa-u.ac.jp/opac/repository/all/29551/rkz039_1-01.pdf

▶7 Larson, E. : Innovations in health care: Antisepsis as a case study, Am J Public Health, 79（1）: 92–99, 1989.
https://ajph.aphapublications.org/doi/pdf/10.2105/AJPH.79.1.92

▶8 池田一夫、村上邦仁子：人口動態統計からみた日本における産褥熱死亡について、東京都健康安全研究センター年報、六七：三一一－三一七、二〇一六.
http://www.tokyo-eiken.go.jp/assets/SAGE/SAGE20162/sage20162.pdf

▶9 McDonald, L. : Florence Nightingale: The making of a hospital reformer, HERD, 13（2）: 25–31, 2020.

▶10 Nightingale, F. : Notes on Nursing, Harrison, 1859.

▶11 McDonald, L. : Florence Nightingale：Maternal mortality and gender policies, 2006.
http://www.uoguelph.ca/~cwfn/nursing/maternal.html

▶12 Cook, T.E. : The Life of Florence Nightingale, Vol. 2, Macmillan, 1913.

▶13 吉岡修一郎：もうひとりのナイチンゲール―誤解されてきたその生涯、医学書院、一九六六.

▶14 Nightingale, F. : Introductory Notes on Lying ; In Institutions, Together with a Proposal for Organizing an Institution for Training Midwives and Midwifery Nurses, Longmans, 1871.

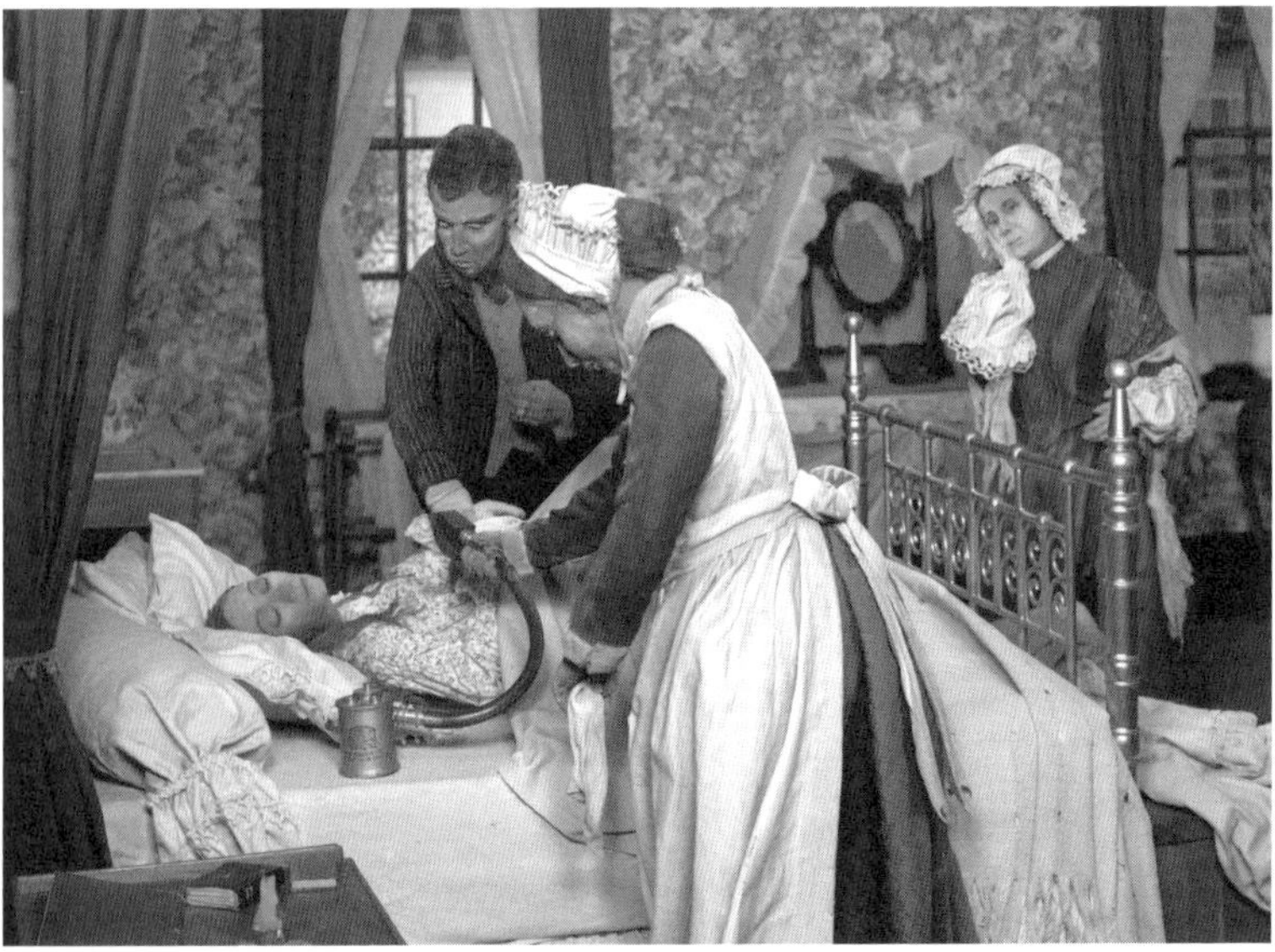

1860 年代イギリスの家庭での出産風景（1979 年制作のジオラマ）
医師と看護師が陣痛中の女性に麻酔をかけており、付き添い人（親戚）が不安そうな表情でベッドの前に立っている。

（Science Museum Group. Diorama illustrating childbirth in the 1860s, England, made in 1979. 1986-1528 Science Museum Group Collection Online.
https://collection.sciencemuseumgroup.org.uk/objects/co95109/diorama-illustrating-childbirth-in-the-1860s-england-made-in-1979-diorama. ）

［コラム］

産褥熱とゼンメルワイス

百島 祐貴

百島 祐貴 ももしま・すけたか
慶應義塾大学病院予防医療センター 副センター長
慶應義塾大学医学部卒業。同医学部放射線診断科専任講師を経て、現職。国際医療福祉大学非常勤講師（医学史担当）。専門は神経放射線診断学、MRI診断学、医学史、放射線医学史。
主な著書：「画像診断コンパクトナビ」（医学教育出版社）、「ペニシリンはクシャミが生んだ大発見」（平凡社）、「画像診断のトリビア」（中外医学社）など。

一八六七年、ナイチンゲールは自らの運営する助産師学校で産褥熱による死亡が増加し、学校を閉鎖せざるを得なくなった（「ナイチンゲール、妊産婦の死亡原因を追究する」75ページ参照）が、この時代、産褥熱はどこでも大きな問題であった。

産褥熱は、産後の母体が高熱を発し、時に腹膜炎、髄膜炎なども併発する重篤な病態である。死亡率は一〇パーセント以上にのぼった。現在では、分娩後子宮、産道の細菌感染症であることがわかっているが、細菌や感染という概念がない当時、原因はまったく不明だった。しかし、ナイチンゲールに先立つこと二〇年、この産褥熱の予防に見事成功した医師がいた。イグナツ・ゼンメルワイス（Ignaz Semmelweis, 1818–65）である（図1）。

二つの病棟の産褥熱の死亡率が大きく異なるのはなぜなのか

ハンガリー生まれの産科医ゼンメルワイスは、一八四六年、ウィーン総合病院の産科病棟に勤務することになった。ウィーン総合病院は、ヨーロッパでも最も先進的かつ大規模な病院であったが、やはり産褥熱は多くの産婦の命を奪っていた。

あるとき、ゼンメルワイスは奇妙なことに気づいた。ウィーン総合病院の産科病棟は第一病棟、第二病棟に分かれていたのだが、第一病棟の産褥熱死亡率は一〇パーセント前後もあるにもかかわらず、第二病棟では二～三パーセントだったのである。二つの病棟で行われている医療は同じだった。何が違うのだろうか、ゼンメルワイスは過去のデータを詳しく調べてみた。すると、二つの病棟の死亡率に差が現れたのは一八四〇年以降であることがわかっ

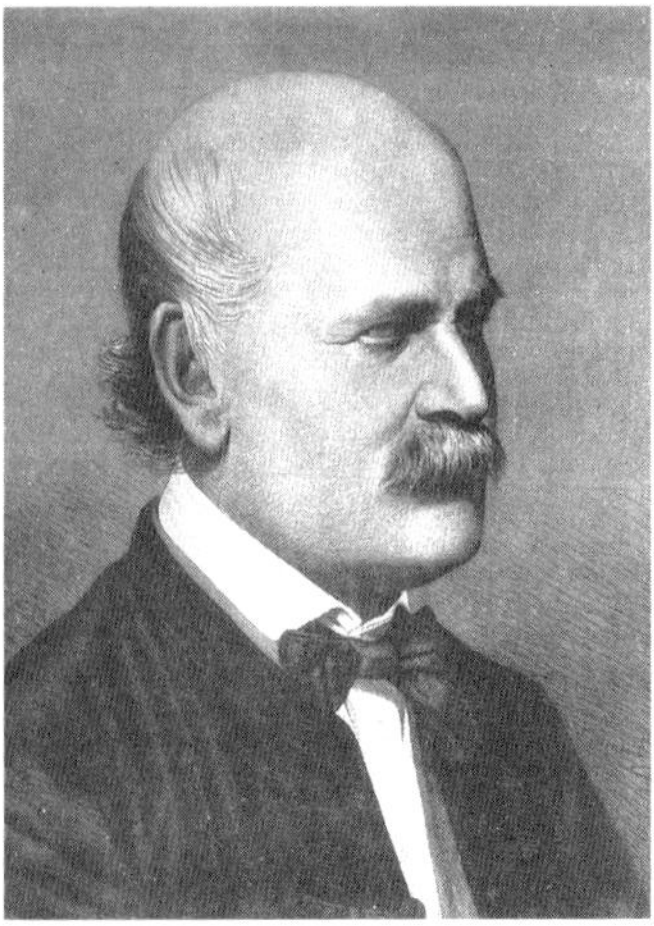

図 1　イグナツ・ゼンメルワイス
（Ignaz Semmelweis, 1818–1865）

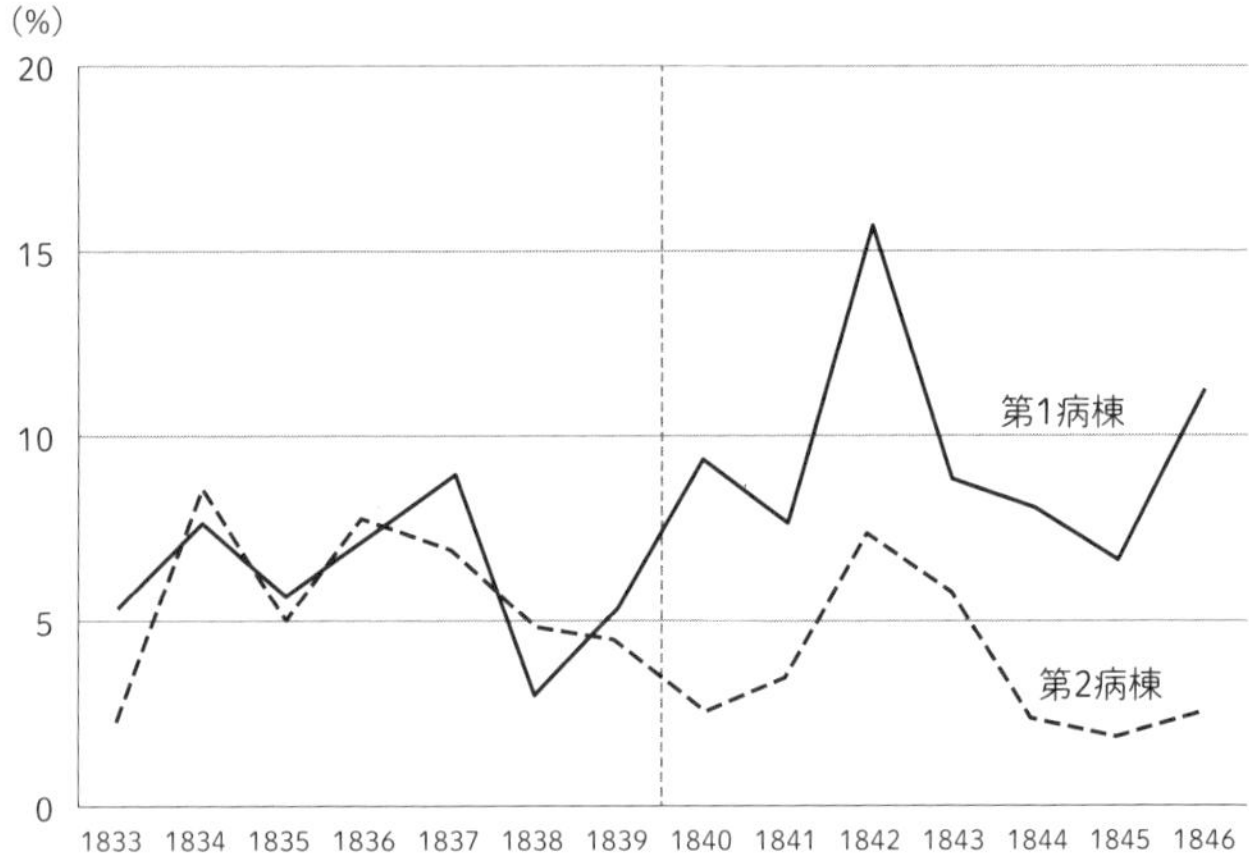

図 2　ウィーン総合病院の産褥熱死亡率（%）
医学生と助産師の教育病棟を分離した 1840 年以降、医学生の教育病棟である第 1 病棟の死亡率が上昇している。
（Kadar, N. : Rediscovering Ignaz Philipp Semmelweis（1818–1865）, Am J Obstet Gynecol, 220（1）: 26–39, 2019）

た。この年は、それまで同じ病棟で実習していた医学生と助産師を分離して、第一病棟を医学生、第二病棟を助産師の教育病棟に分けた年であった（図2）。さらに遡って調べてみると、産褥熱の死亡率は一八二三年以降、急上昇していた。これは、患者の病理解剖を医学生が行う教育システムが導入された年であった。ゼンメルワイスは、医学生の病理解剖と産褥熱になんらかの関連があるのではないかと推測した。

ちょうどこのとき、病院の病理医が病理解剖中にメスで指を負傷し、その直後に高熱を出して死亡するという事件が発生した。ゼンメルワイスは、その症状とその解剖所見が、産褥熱の女性とまったく同じであることに気づいたのである。

産科病棟の謎

病理解剖はすべて素手で行われていたが、解剖を終えた医学生は、そのまま手を洗いもせずに分娩を介助していた。ゼンメルワイスは、医学生の手に付着した「屍体物質」（［独］Kadavertheile）が産婦に移行し、産褥熱を起こすのではないかと考えた。とすれば、第一病棟と第二病棟の死亡率の差や、病理医が同じ症状で死亡したことも説明できる。当時は病原微生物の知識がなかったので、ゼンメルワイスはその原因を未知の「屍体物質」に求めたのである。屍体物質＝細菌と考えれば、当たらずといえども遠からず、である。

屍体物質を除去するにはどうしたらよいか？ ゼンメルワイスは、病理解剖室で屍体臭を除去するために使われていた塩素液に着目した。屍体臭といっしょに屍体物質も除去できるのではないかと考えたのである。そして一八四七年、彼は「医学生が分娩室に入るときは塩素液で手を洗う」というルールをつくった。効果は劇的であった。一〇パーセントもあった第一病棟の死亡率は、塩素を使い始めて二か月後、一・八パーセントにまで低下したのである。ゼンメルワイスはまさに「消毒法」を発明したのである。

そして、瞬く間にゼンメルワイスの消毒法はヨーロッパ中に広まって……となるべきところであるが、残念ながらそうはならなかった。それどころか、ゼンメルワイスはウィーンの医学界から追放されてしまったのである。

もしゼンメルワイスが正しいとすれば、産褥熱の原因は医師の責任であったことが明らかになってしまう。誰もゼンメルワイスの説を認めようとはしなかった。結局ゼンメルワイスは、失意のうちにウィーンをあとにして、故郷ハンガリーに戻った。

失意の晩年

ゼンメルワイスはハンガリーの病院でも塩素消毒法を導入し、産褥熱死亡率を一パーセント以下にまで下げることに成功。その後は母校の産科教授に就任した。しかし世界の医学の中心地、ウィーンではまったく相手にされなかった。

この頃からゼンメルワイスは精神に変調を来たし、異常行動が多くなった。その原因は、自説が受け入れられないことへの義憤のためとも、梅毒の末期症状とも言われているが、結局ウィーンの精神病院に収容され、一八六五年八月一三日、四七歳の生涯を閉じた。看護人から受けた暴行が死因とされている。

消毒法に関するゼンメルワイスの業績は、結局のところ医学界の受け入れるところとはならず、いわば医学史における徒花《あだばな》に終わってしまった。医学史上、「消毒法の父」と称されるのは、ゼンメルワイスではなくイギリスのジョセフ・リスター（Joseph Lister, 1827–1912）である。

リスターの無菌手術

一八四二年に全身麻酔が発明されて以来、様々な手術が行われていたが、手術には成功しても術創の化膿によって命を落とすことが少なくなかった。リスターはゼンメルワイスの業績を知らなかった。しかし、その直前にフランスの化学者パスツールが、微生物が病気の原因となり得るという「微生物病原説」を発表した論文を読んでいた。微生物病原説とは、微生物が病気を引き起こすという、現在では当たり前の知識である。しかし当時のドイツの医学の趨勢は、病気は生体の化学反応の変調として説明できるとするもので、あんな小さなものが人間に障害を起こすことはあり得ないと考えられていた。その中にあって、パスツールは微生物が病気を起こすと唱えたのである。

リスターは、術創の化膿も微生物によるものと考えて、汚水やゴミの消臭に使われていた石炭酸（フェノール）を術創に噴霧することを思いついた。一八六五年八月一二日、奇しくもゼンメルワイスの死の前日、グラスゴー王立病院の外科医リスターは、馬車に轢かれた少年の脛骨複雑骨折の手術に石炭酸を使用した。術創はまったく化膿することなく、少年は無事退院した。これは世界初の無菌手術とされている。リスターの消毒法は、ゼンメルワイスの方法と本質的に同じである。しかしリスターの消毒法は、ただちに世界中に広まり、人類の救世主として讃えられ、貴族に列せられて八六歳の生涯を全うしている。ゼンメルワイスの不運は、ひとえに時代に恵まれなかったことにあると言えるだろう。

ゼンメルワイスの業績はその後ハンガリーで再評価され、ブタペスト大学はゼンメルワイス大学と改称された。遺体は生家の近くに埋葬され、記念館となっている。

参考文献

▼1 Bonnin, J.G., LeFanu, W.R. : Joseph Lister 1827–1912. A bibliographical biography, J Bone Joint Surg Br, 49（1）: 4–23, 1967.

▼2 Carter, K.C., Carter, B.R. : Childbed Fever—A Scientific Biography of Ignaz Semmelweis, Greenwood Press, 1994.

▼3 Kadar, N. : Rediscovering Ignaz Philipp Semmelweis（1818–1865）, Am J Obstet Gynecol, 220（1）: 26–39, 2019.

▼4 Kelly, C., Lage, O. : Semmelweiss Museum: a reminder of Hungary's "mothers' saviour", Can Med Assoc J, 128（12）: 1481–1482, 1983.

索引

英文

あ

か

さ

ナイチンゲールの越境 2・感染症

ナイチンゲールはなぜ「換気《かんき》」にこだわったのか

二〇二一年一月一〇日　第一版第一刷発行　〈検印省略〉

著者　岩田健太郎《いわたけんたろう》　徳永哲《とくながさとし》　平尾真智子《ひらおまちこ》　丸山健夫《まるやまたけお》
今岡浩一《いまおかこういち》　岩田恵里子《いわたえりこ》　百島祐貴《ももしますけたか》

発行　株式会社　日本看護協会出版会
〒一五〇-〇〇〇一　東京都渋谷区神宮前五-八-二　日本看護協会ビル四階
〈注文・問合せ／書店窓口〉TEL〇四三六-二三-三二七一　FAX〇四三六-二三-三二七二
〈編集〉TEL〇三-五三一九-七一七一
https://www.jnapc.co.jp

装幀　齋藤久美子

印刷　株式会社フクイン

©2021 Printed in Japan　ISBN978-4-8180-2309-3